编　者（按姓氏笔画排序）

马宏泽　王　刚　王海锋　田伟千　成　汇　朱　娟
刘　江　江志伟　许露露　李玉萍　肖　蕾　吴延华
沈　媛　张婷婷　陆　宇　胡加伟　柳欣欣　龚冠闻
葛苗苗　蒋传伟　潘华峰

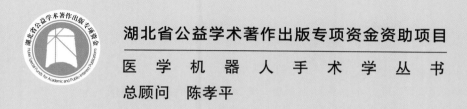

湖北省公益学术著作出版专项资金资助项目

医 学 机 器 人 手 术 学 丛 书

总顾问 陈孝平

胃肠外科机器人手术学

WEICHANG WAIKE JIQIREN SHOUSHUXUE

主　编 ◆ 江志伟　王　刚

副主编 ◆ 柳欣欣　龚冠闻　刘　江

田伟千　肖　蕾

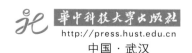

华中科技大学出版社
http://press.hust.edu.cn
中国·武汉

内 容 简 介

本书为"医学机器人手术学丛书"之一。

本书共九章,系统阐述了机器人胃癌、胃间质瘤、直肠癌手术的发展史及研究进展,机器人胃肠手术的麻醉管理、术中护理配合及 ERAS 理念下的围手术期处理,并通过大量手术图片详细介绍了机器人胃切除术、胃间质瘤切除术、直肠癌根治术的操作过程、技术技巧、并发症及其防治等。

本书可作为广大临床胃肠外科医生开展机器人胃肠手术的参考书,给临床一线医生提供借鉴与帮助。

图书在版编目(CIP)数据

胃肠外科机器人手术学 / 江志伟,王刚主编. -- 武汉 : 华中科技大学出版社,2024. 6. --(医学机器人手术学丛书). -- ISBN 978-7-5680-5777-6

Ⅰ. R656-39

中国国家版本馆 CIP 数据核字第 2024UR7941 号

胃肠外科机器人手术学　　　　　　　　　　　　　　　　　江志伟　王　刚　主编

Weichang Waike Jiqiren Shoushuxue

总 策 划:车　巍

策划编辑:蔡秀芳

责任编辑:曾奇峰

封面设计:原色设计

责任校对:刘　竣

责任监印:周治超

出版发行:华中科技大学出版社(中国·武汉)　　　电话:(027)81321913

　　　　　武汉市东湖新技术开发区华工科技园　　　邮编:430223

录　　排:华中科技大学惠友文印中心

印　　刷:湖北新华印务有限公司

开　　本:787mm×1092mm　1/16

印　　张:11

字　　数:272 千字

版　　次:2024 年 6 月第 1 版第 1 次印刷

定　　价:168.00 元

丛书序

21 世纪初,人工控制机械臂手术辅助系统(又称机器人手术系统)开始逐步进入临床实践,标志着微创外科正式进入机器人时代。机器人手术系统以其独特的优势,突破了传统手术和腹腔镜手术的局限,将手术精度提升到了前所未有的高度。目前,该系统已广泛应用于泌尿外科、心血管外科、胸外科、胃肠外科、妇产科等多个学科领域。与传统手术相比,机器人手术在手术精度和细致度方面表现出显著优势,同时在缩短手术时间、住院时间,减少手术失血量,降低并发症发生率以及促进术后恢复等方面也具有明显优势。

机器人手术系统的革新,将传统手术由定性操作提升至标准化定量的层面,为手术领域的数字化与智能化革新奠定了基础。尽管我国引入机器人手术系统的时间相对较晚,但其发展势头迅猛,不仅在手术数量与难度突破上取得了显著进步,更在临床研究方面展现出卓越成就。特别是在泌尿外科、肝脏外科、胃肠外科、胸外科、妇产科及心血管外科等领域,我国机器人手术已跻身国际先进行列,充分展现了机器人手术系统的巨大潜力和广阔前景。

"医学机器人手术学丛书"是国内首套全面阐述医学外科机器人手术技术的学术著作。该丛书的各分册均由国内各外科机器人手术领域的开创者和领军人物倾力编写,他们丰富的临床实践经验与深刻的见解贯穿全书,展现了国内外相关领域的研究精粹与前瞻性思考。该丛书具有高度的原创性,为我国机器人外科的学科建设和人才培养指明了方向,既有理论指导,也有经验分享。因此,我非常乐意向全国外科同仁推荐该丛书。最后,热烈祝贺"医学机器人手术学丛书"的出版!

中国科学院院士
华中科技大学同济医学院附属同济医院外科学系主任

陈孝平

2024 年 5 月

前　言

　　机器人技术使外科手术进入了崭新的时代，与传统微创手术相比，达芬奇机器人手术视野可放大 10～15 倍，三维立体高清影像更加清晰，真实还原人体结构的解剖深度和层次，而且极细小的血管也能暴露无遗。机器人机械臂可以模拟人手腕的灵活操作，完成常人难以完成的细小动作，且能过滤生理性震颤，超越了人手的精确度。机器人机械臂有 7 个自由度，可以旋转 540°，即使在人手不能触及的狭小空间也能精准操作，大大扩展了手术空间。将机器人手术系统应用于胃癌、结直肠癌手术，手术创伤更小、安全性更高、术后恢复更快。

　　目前国内外关于机器人胃癌、结直肠癌手术的专著较少，广大临床胃肠外科医生尚处于摸索阶段，急需相关专业书籍的指导。我们团队从 2010 年开始在国内率先开展机器人胃癌、结直肠癌手术，截至 2024 年 6 月已成功实施 2000 余例机器人胃肠手术，手术内容包括胃癌根治术、结肠癌根治术、直肠癌根治术、胃间质瘤切除术等，取得了良好的疗效，特别是在胃癌的淋巴结清扫、消化道重建以及直肠癌的低位保肛方面积累了丰富的临床经验。团队成员发表的 3 篇论文入选《欧洲普通外科机器人及腹腔镜外科专家共识》，所在单位江苏省中医院于 2020 年被授予"达芬奇手术机器人中国胃肠外科临床手术教学示范中心"称号。

　　本书编者将机器人胃肠手术中的一些成熟经验进行总结凝练，系统介绍了机器人胃癌、胃间质瘤、直肠癌手术的操作过程、技术技巧、并发症及其防治等内容，希望能够对广大胃肠外科同道有所帮助，进一步促进机器人技术在胃肠外科中的应用、推广和发展。虽然我们尽力编写，但书中难免有疏漏之处，恳请广大读者不吝赐教，以使本书日后修订出版时能进一步改正提高。

教授，博士生导师

江苏省中医院副院长

目　录

第一章　机器人胃癌手术的发展史及研究进展

胃癌是全球较常见的消化道恶性肿瘤之一,发病率和死亡率均位居前列。国际癌症研究机构统计,2020 年全球胃癌确诊患者超过 108 万人,死亡人数近 77 万人。手术切除仍是胃癌治疗的首要措施,历经了开腹手术、腹腔镜手术,到现在的机器人手术,胃癌手术愈发精准和微创化,为患者提供了更好的临床疗效。自 2000 年达芬奇机器人手术系统被美国食品药品监督管理局批准投入临床使用以来,国内外专家经过多项临床研究证明了它的优势。达芬奇机器人手术系统发展至今已经具有三维、高分辨率的立体腔镜体系,光学放大 10～15 倍的高清立体图像,如开腹手术般的定位,术中实时信息的整合显示,由主刀医生自行控制镜头、配合要求低等特点。相较于开腹手术和传统腹腔镜手术,机器人手术具有更好的人体工程学设计、可过滤人手震颤、动作幅度可按比例缩小、多活动度、解剖狭窄区域比人手更灵活等诸多优势。

在胃癌外科领域,多数医生认为机器人手术在控制术中出血量和淋巴结清扫数量、减轻术后疼痛、缩短住院时间等方面均具有明显优势。如果结合加速康复外科模式管理,机器人胃癌手术相比传统腹腔镜胃癌手术在患者术后下床时间、术后疼痛、管路拔除时间、首次排气时间及进流质饮食时间等方面更是具有一定优势。而且,机器人手术在胃癌手术尤其是难度更大的进展期胃癌手术中充分体现出其微创、精准、灵活的优越性。毋庸置疑,机器人技术为微创手术提供了优越的手术环境。

一、机器人胃癌手术的现状

机器人手术系统并不是人们想象中的全程由计算机控制且独立于或是取代主刀医生的一种设备,其是由主刀医生全程控制的远程延伸用于外科手术的辅助系统。1993 年美国摩星公司(Computer Motion)开始生产自动最优定位腔镜系统(automated endoscopic system for optimal positioning,AESOP)和操作机器人宙斯系统(ZEUS system);1999 年美国直觉外科公司(Intuitive Surgical)推出达芬奇机器人手术系统(da Vinci surgical system)并在后期不断升级改进。2000 年 7 月美国食品药品监督管理局正式批准美国直觉外科公司研发的达芬奇机器人手术系统应用于临床外科治疗,在此后数十年以达芬奇机器人手术系统为代表的微创手术机器人逐渐成为国际机器人领域的前沿和研究热点。应用达芬奇机器人手术系统开展的腹部外科手术大致分为三类:①对常规开展的腹腔镜手术基本没有影响的机器人手术,如机器人胆囊切除术、抗反流的胃底折叠术、疝修补术、阑尾切除术和良性胃肠肿瘤切除术等。②可显著提高腹腔镜手术效果的机器人手术,范围比较广泛,包括机器人肝叶切除术、复杂胆道重建术、胃旁路减重术、胃癌根治术、结直肠癌根治术、胰腺部分切除术和胰十二指肠切除术等。③在腹腔镜下难以完成,唯有机器人手术能精准完成的一些手术,如机器人内脏动脉瘤切除吻合术、细口径的胆管空肠吻合术、复杂的腹腔内淋巴结清扫等。在胃癌外科领域,2002 年,Hashizume 等首次报道了机器人胃癌根治术。在我国,中国人民解放军总医院于 2009 年开展了国内首例机器人胃癌根治术。2010 年,余佩武等在国内首次报道了机器人胃癌根治术。江志伟教授团队也于 2010 年开展了机器人胃癌根治术,并完成了全机器人下内脏全反位患者胃癌根治术。其后机器人胃癌手术在国内得到了一定的推广,2016 年机器人胃癌手术的首篇专家共识《机器人胃癌手术专家共识(2015 版)》的推出为机器人胃癌手术的推广提供了规范化的经验,至今国内已有多个中心开展了机器人胃癌手术。进口机器人手术系统费用高昂,仅少数单位有能力购置,这妨碍了机器人胃癌根治术的推广,国产机器人手术系统的研发与上市有望打破这一局面。目前,国产"妙手 S"腔镜手术机器人已完成 I 期临床试验(103 例病例中胃癌有 16 例),结果显示其具有良好的安全性与可行性;"图迈"腔镜手术机器人、精锋医疗的多孔腔镜手术机器人、"康多机器人"已开展临床试验,将为我国医疗行业进行机器人手术提供更大的选择空间。

二、机器人手术系统在胃癌手术中的优势

(一)技术优势

机器人手术系统由三维成像系统、医生控制台,以及机械臂和手术器械等组成的床旁机械臂系统构成。其可克服腹腔镜手术存在的二维手术视野、生理性震颤、有限的操作空间等缺陷;三维成像系统能提供放大 10～15 倍的三维立体图像,为主刀医生提供放大的手术视野、清晰的解剖结构,实现手术器械的实时定位,提升手术操作的精确性;医生控制台可以使主刀医生用坐姿进行手术,从人体工程学角度使主刀医生获益,减少手术误差,提高手术水平;机械臂能通过计算机接口过滤生理性震颤,并提供 7 个自由度的操作角度来模拟人手在腹腔内的运动,方便主刀医生操作。

(二)操作优势

1. 特殊部位淋巴结清扫　高质量的淋巴结清扫对改善胃癌患者术后远期临床结局、减少并发症的发生具有重要的临床意义。胃癌根治术淋巴结清扫过程中,对胰腺、脾门等特殊部位进行淋巴结清扫存在脏器损伤、出血、淋巴漏、胰瘘等风险,因而具有一定的操作难度。机器人手术相较于腹腔镜手术在上述特殊部位的淋巴结清扫中更具操作优势:①在胰腺上缘淋巴结清扫中,机器人手术系统可以通过机械臂的牵引充分暴露手术视野,从而避免腹腔镜手术中为暴露胰腺上缘压迫胰腺而存在的损伤风险;用腕部铰链功能电剪进行锐性分离代替超声刀分离则能避免热灼伤的风险。②在保脾脾门淋巴结清扫中,由于脾质脆,脾门位置较深,周围血管解剖结构复杂,存在损伤出血的风险,为暴露解剖结构过度牵拉胃及大网膜会有撕裂脾包膜的风险,加之腹腔镜手术中操作空间狭小、操作角度有限,清扫具有较高操作难度。机器人手术系统凭借三维立体成像、生理性震颤过滤、多自由度的操作可以在复杂血管解剖结构包围的有限空间内进行精确的淋巴结清扫,最大限度地减少脾和脾血管的损伤。

2. 人工吻合消化道重建　腹腔镜胃癌根治术包括小切口辅助胃癌根治术与全腹腔镜下胃癌根治术。小切口辅助胃癌根治术即在腹腔镜辅助下完成淋巴结清扫后在上腹部做约 10 cm 切口切除标本并进行消化道重建;该方法缩短了手术时间、提高了手术效率,但切口较大影响美观,不符合患者微创化的需求。全腹腔镜下胃癌根治术较前者更具微创性,但要求主刀医生完成复杂的腹腔内精细操作,具有较高的操作难度;切割吻合器的出现降低了手

术难度、缩短了手术时间,但高昂的耗材费用使其具有一定的局限性。机器人手术系统凭借其机械臂 7 个自由度的技术特点,可以精准完成缝合、打结等操作,笔者所在团队自 2011 年来探索镜下消化道重建技术,总结出通过机器人辅助结合"两线四步法"可实现全镜下消化道重建。相较于腹腔镜辅助消化道重建所需的约 10 cm 切口,机器人手术仅需在耻骨上方取约 4 cm 切口,更具微创性而又不失高效性;与全腹腔镜下消化道重建相比,机器人手术系统用两根倒刺线减少了切割吻合器的使用次数,减轻了患者经济负担,同时降低了镜下消化道重建的操作难度,缩短了学习曲线。

3. 保护幽门及迷走神经的胃部分切除术　迷走神经在腹部食管处前后分布,前支分出胃前支与肝支,后支分出胃后支与腹腔支,其中胃前、后支控制胃的运动功能与分泌功能,肝支对胆囊收缩、胆汁分泌有重要调节作用,腹腔支与胃肠蠕动、胃肠激素及肠液分泌密切相关。随着经济水平的提高,目前愈发提倡精准医疗、微创医疗。2021 年发表的《中国机器人胃癌手术指南》对早期中部胃癌患者推荐保护幽门及迷走神经的胃部分切除术,该手术与传统手术相比能降低术后营养不良、胆囊结石、倾倒综合征等并发症发生率,在提高患者术后生活质量的同时未降低手术安全性。迷走神经腹腔支解剖结构复杂、分布广泛、与血管走行密切相关,术中分离相对困难,有一定的操作难度。目前保护幽门及迷走神经的胃部分切除术在开腹手术、腹腔镜手术、机器人手术中均有开展,但开腹手术具有手术视野不佳、神经细小而肉眼难以分辨的局限性;腹腔镜手术具有 3～5 倍的二维手术视野,但其"直线效应"缺陷使其难以施行长时间高质量的精细操作,而机器人手术凭借高倍率、高分辨率的手术视野,高自由度、过滤生理性震颤的机械臂与人体工程学上受益的医生控制台,术中能更完整地保留迷走神经。

4. 残胃癌手术　残胃癌指的是良性胃病胃切除术后 5 年以上、胃癌胃切除术后 10 年以上,残胃新发的癌症。目前残胃癌的主要治疗措施为残胃全切除联合淋巴结清扫。由于初次手术的影响,残胃全切除术存在腹腔粘连、原有解剖结构改变等问题,使分离操作和淋巴结清扫困难。腹腔镜残胃切除术安全有效且相较于开腹手术在手术视野、粘连分离、微创性上存在明显优势,但也存在电钩不能转向复杂粘连处而导致精细分离困难、助手协助暴露易疲劳而不稳定的局限性。机器人手术系统凭借自身技术优势很好地解决了这一问题,机械臂可多方位转向从而精细分离粘连,机械臂牵拉暴露时能够锁死、高效稳固而不存在疲劳松动的现象,能提高手术质量。

(三)卫生经济学优势

Shibasaki 等系统性对比了机器人胃癌根治术与腹腔镜胃癌根治术的死亡率、发病率、手术时间、估计出血量、术后住院时间、远期肿瘤学结局、术后生活质量、学习曲线和费用等指标。他们在费用分析中纳入了 6 项临床研究与 1 项 Meta 分析,7 项研究均显示机器人胃癌根治术费用高于腹腔镜胃癌根治术,这是机器人手术推广的一大障碍。但笔者所在团队近期对比分析了近年来机器人手术(46 例)与腹腔镜手术(41 例)患者费用情况,结果显示机器人手术患者在开机费用与耗材费用全自费的情况下,自付费用略高于腹腔镜手术患者,但差异不存在统计学意义,且机器人手术患者药品费用明显低于腹腔镜手术患者。我国部分地区已将机器人手术纳入医保报销范围,使患者的经济负担得到减轻,国产机器人手术系统的飞速发展又将使机器人手术所需的开机费用与耗材费用较之前得到一定的缩减,相信机器人手术的费用问题将得到妥善的解决。机器人胃癌根治术相较于腹腔镜胃癌根治术有更好的短期疗效及相当的远期疗效已在既往研究中得到了证实,而随着机器人手术系统国产化,机器人手术将发挥其潜在的卫生经济学优势。

(四)学习曲线优势

学习曲线指主刀医生操作技术到达相对稳定期所需的病例数,通常以手术时间、术中出血量、淋巴结清扫数量、术后住院时间、术后并发症发生率等为主要参考指标。Chan 等综合分析了 45 篇关于机器人远端胃切除术和腹腔镜远端胃切除术学习曲线的研究文献,结果显示机器人远端胃切除术学习曲线显著短于腹腔镜远端胃切除术(22.4 例 vs.46.7 例)。一项 Meta 分析显示主刀医生进行腹腔镜全胃切除术到达相对稳定期需要 44 例病例而机器人全胃切除术仅需 21 例。综上可见,机器人胃癌手术的学习曲线较腹腔镜胃癌手术具备一定优越性,这可能与机器人手术系统的技术优势密切相关。

三、机器人胃癌手术的局限性

(一)触觉反馈缺失

触觉反馈缺失是机器人手术的一大缺陷,会导致主刀医生在手术过程中进行组织牵拉、钝化切割时难以把控力度,容易撕裂周边器官、损伤邻近组织;缝合胃壁肠管时难以把控缝合力度,容易造成缝合处二次损伤,导致组织缺血坏死。随着主刀医生手术经验的积累,这一缺陷能通过视觉反馈得到一定程度的改善,但这仍是提升机器人手术精确性的一大限制因素。2018 年上市的 Senhance 外科手术机器人引入了触觉反馈系统,在一定程度上实现了触觉反馈,但碍于配套技术不够完善,其仍存在着一定的局限性。目前还没有具备成熟触觉反馈功能的机器人手术系统。近年来触觉反馈设备零部件的发展为解决机器人手术触觉反馈缺失问题带来了可能,如 Omega 系列触觉反馈设备能提供不同自由度的触觉反馈,现多运用于医疗、航空航天等领域;但成熟触觉反馈系统的产生需要零部件与配套技术的集成创新,打破技术困局,实现技术突破,从而提高机器人手术的效率与精确性。笔者认为现阶段机器人手术触觉反馈系统虽尚未成熟,但随着电子科学与材料科学的快速发展、多领域研究交叉融合,机器人手术系统的触觉反馈功能有望得到完善。

(二)购置与维护费用问题

机器人手术系统的购置与维护费用是导致我国机器人手术难以全面开展、占比低的重要因素。随着达芬奇机器人专利保护截止、国产机器人手术系统的研发与进入市场,依托成本优势及持续研发能力,机器人手术将在我国得到更好的发展。

(三)远期疗效问题

机器人胃癌手术与传统胃癌手术的远期疗效对比研究目前仍缺乏高质量的临床证据,在研究类型上目前报道较多的为回顾性研究与前瞻性研究,缺乏大型前瞻性多中心随机对照研究。一项 Meta 分析纳入了 8 项研究共计 3410 例胃癌患者(机器人手术组 1009 例、腹腔镜手术组 2401 例)术后远期疗效情况,结果显示两组总生存率(HR＝0.98,95％CI(0.80,1.20),p＝0.81)与复发率(HR＝0.92,95％CI(0.71,1.19),p＝0.53)无明显差异。一项多中心随机对照研究发现微创手术治疗宫颈癌的 3 年无病生存率低于开腹手术(91.2％ vs.97.1％,p＜0.05),目前还没有研究显示机器人胃癌手术相较于传统胃癌手术可能对患者远期临床结局产生不良影响,鉴于其他肿瘤微创手术出现过此类情况,应完善机器人胃癌手术患者远期疗效研究,为机器人胃癌手术的安全性提供高质量的临床证据。

（四）并发症发生率问题

并发症发生率是评价手术安全性的重要指标。我国一项大规模多中心回顾性队列研究结果显示，机器人胃切除术术后并发症发生率低于腹腔镜胃切除术（12.6％ vs.15.2％，$p=$0.023）。张珂诚等发现机器人胃切除术术后并发症发生率与腹腔镜胃切除术相似，但可能有助于降低根治性 D2 淋巴结清扫后并发症的严重程度。以上结论均来自回顾性研究，且结论尚不统一，基于机器人胃癌手术是否能降低术后并发症发生率与严重程度这一问题，尚需更深入的研究和更高级别的证据。

四、机器人胃癌手术的适应证与禁忌证

机器人技术作为一项新技术，是继腹腔镜后微创手术领域又一次的革新，在早期机器人手术多应用于胃部良性疾病的治疗，如机器人减重等。其因自身具备独特的技术优势而在胃癌治疗中的应用逐渐增多。为了取得最大化的手术效果，手术适应证的制定显得尤为重要。中国研究型医院学会机器人与腹腔镜外科专业委员会于 2016 年发表了《机器人胃癌手术专家共识（2015 版）》，为机器人胃癌手术制定了明确的适应证：①胃癌肿瘤浸润深度≤T4a 期；②胃癌术前及术中分期为Ⅰ、Ⅱ期；③医生胃癌手术经验丰富、机器人操作熟练时，可用于Ⅲ期胃癌。禁忌证：①淋巴结转移灶融合并包绕重要血管；②有严重心、肺、肝、肾疾病，不能耐受手术或麻醉；③腹腔内广泛严重粘连；④胃癌穿孔、大出血等急症手术；⑤严重凝血功能障碍；⑥妊娠期患者。随着机器人胃癌手术研究的深入及临床证据的增多，为了进一步规范机器人胃癌手术操作和使用适应证，全国多位专家共同参与制定了《中国机器人胃癌手术指南》。《中国机器人胃癌手术指南》中机器人胃癌手术适应证：①原发性胃癌Ⅰ、Ⅱ、Ⅲ期（排除原位癌）；②胃镜和病理检查确诊为胃癌，经临床和影像学检查无肝或肺等远处转移；③患者身体状况良好可耐受手术，无严重心、肺、脑、肝、肾等脏器功能不全；④胃癌合并穿孔、出血、梗阻等情况，可行探索性手术。禁忌证：①PET 或 CT 检查发现腹腔及其他脏器广泛转移；②伴有重要脏器功能衰竭，全身情况较差，不能耐受手术；③凝血功能障碍；④妊娠期及不能耐受二氧化碳气腹压力。目前机器人胃癌手术的应用多局限于早期、进展期胃癌，对于晚期或伴淋巴结、器官转移的胃癌少有涉及。腹主动脉旁淋巴结转移被认为是胃癌的远端淋巴结转移。D2＋腹主动脉旁淋巴结清扫术治疗胃癌的两个主要手术并发症是胰瘘和腹部脓肿。经肠系膜下入路（CAVING 入路）腹腔镜胃切除术＋腹主动脉旁淋巴结清扫术可最大限度地减少胰腺和脾的活动，对于伴有腹主动脉旁淋巴结转移的晚期胃癌，机器人辅助下 CAVING 入路是可行且安全的，但其肿瘤学价值尚未确定。有研究报道一例Ⅳ期胃癌伴有肝转移的病例成功进行机器人远端胃切除术和部分肝切除术，术后 1 年未复发。随着机器人技术的不断发展与成熟，对于能否将适应证范围继续扩大，由于总体应用较少，尚缺乏临床循证依据。但无论机器人胃癌手术的适应证、手术流程如何改变，手术适应证的把握与手术流程需始终遵循一定的原则与规范。

五、机器人胃癌手术的前景展望

手术治疗作为当今胃癌的主要治疗方式，其术式的革新一直是发展的中心。在早期胃癌治疗中，由于不需要进行深部淋巴结清扫，血管组织结构较清晰，腹腔镜手术足够应对，但当面对逐渐增多的进展期胃癌病例时，腹腔镜手术操作局限、视野有限、对医生操作稳定性要求高等缺点被放大，故机器人手术系统应运而生。机器人手术系统独有的三维成像，降低

了深部淋巴结清扫难度,使血管脉络清晰,可减少术中出血。同时,其稳定的操作系统有利于医生在面对复杂病例时进行长时间手术。除此之外,其短期和远期疗效与腹腔镜手术相比也无明显差异,一系列研究均证实了机器人手术系统应用于胃癌治疗的安全性及可行性。因此,机器人胃癌手术可能会逐渐替代传统腹腔镜胃癌手术和开放胃癌手术,成为未来胃癌手术的发展趋势。

现阶段由于整套设备价格昂贵、手术费用高等因素,机器人手术的广泛应用受到了限制,这与当前机器人设备引进、耗材和维护费用过高有关。美国直觉外科公司凭借旗下的达芬奇机器人手术系统,垄断全球腔镜机器人手术系统市场近 20 年。MarketsandMarkets 统计,2022 年全球机器人手术系统市场规模为 85 亿美元,其中美国直觉外科公司收入 62.22 亿美元,按照收入计算,其占全球机器人手术系统的市场份额超过 73%。在我国也不例外,数据显示,2021 年我国机器人手术系统领域集中度较高,其中达芬奇机器人手术系统约占 93% 的市场份额。相比之下,国产机器人手术系统起步较晚,直到 2021 年 10 月我国山东威高集团有限公司研发生产的"妙手 S"腔镜手术机器人正式通过国家药品监督管理局审查,成为国内首个获批的腔镜机器人手术系统。虽然起步较晚,但是我国人口基数大,且可能需要使用机器人手术系统进行的常规微创手术数量众多。当国产机器人手术系统全线落地后,我国有望凭借高人口基数,使设备在大量的手术操作中拥有更快的迭代速度,从而快速弥补与国际前沿的差距。目前我国"妙手 S"腔镜手术机器人、上海微创医疗机器人(集团)股份有限公司自主研发的"图迈"腔镜手术机器人和哈尔滨思哲睿智能医疗设备股份有限公司研发的"康多机器人"为 3 个极有竞争力的国产机器人手术系统,再加上另一批自主研发的国产机器人手术系统投入使用,国内机器人手术系统市场形成了"1+3"的局势,这将大大降低机器人手术系统使用价格,并且我国高速发展的 5G 技术也有望助力国产机器人手术系统在远程医疗上形成领先优势。为使患者最大限度地受益于机器人手术,还需配合其他一系列诊疗措施。相关研究表明,围手术期加速康复外科路径管理可使胃癌患者有更好的短期及远期临床结局。5G 技术与机器人手术系统的有机融合配合优化的临床管理,在未来有望使机器人手术更精准、更微创、更安全,机器人胃癌手术会成为未来胃癌微创手术的主流术式,在胃癌治疗方面也将开启"新时代"。

未来机器人手术将朝着远程化、自动化、集成化的方向发展。①远程化:随着通信、医疗领域研究不断交叉,机器人手术系统与 5G 技术联合运用下的远程手术应运而生,这项技术已在妇科、泌尿外科等专科中初步应用,目前尚未有胃癌远程手术的相关报道。随着通信技术与机器人手术系统的不断创新,远程手术能更加完善地应用于医疗、教学领域,在一定程度上缩小区域医疗水平差异。②自动化:机器人手术自动化是指机器人手术系统在部分或无控制的情况下执行手术任务;这是目前机器人手术系统的重要发展方向之一,其目的是不依赖主刀医生,仅通过机器人手术系统即可确保患者手术的质量。Saeidi 等研究显示自动化手术系统在动物模型上的手术过程保持着高精度和高效率,具备替代主刀医生的若干手术任务的可行性。机器人手术自动化在临床上的运用如何确保过程的安全性及有效性,以及伦理问题与相关法律不完善的问题都亟待解决。③集成化:功能集成化是机器人手术系统发展的重要方向,机器人手术系统是视觉成像系统、力感知传导系统、位置感知系统、热传感系统、电外科系统等多个复杂系统的集合。未来需将先进技术协调兼容应用,以发挥机器人手术系统的优势。如将触觉反馈设备集成以反馈触觉、将荧光显影成像功能集成以发现微小病灶、将人工智能技术集成以辅助决策等。通过集成技术将机器人手术系统从一个操作系统向智能化平台转变。

综上所述,机器人手术以其技术优势、操作优势、卫生经济学优势等,使其与传统手术相比具有一定的优越性,但其也存在触觉反馈缺失、购置与维护费用高、手术远期疗效及并发症发生率缺乏高质量的循证医学证据等缺陷,随着科技的持续发展、国产化打破垄断、临床研究的不断深入,相信这些问题都将迎刃而解。依托机器人手术系统不断的技术集成与持续的科技创新,机器人手术系统会成为一个远程智能化集成操作平台,在医疗领域得到更深入的应用,也将更好地造福患者。

参 考 文 献

［1］ SUNG H,FERLAY J,SIEGEL R L,et al. Global cancer statistics 2020:GLOBOCAN estimates of incidence and mortality worldwide for 36 cancers in 185 countries[J]. CA Cancer J Clin,2021,71(3):209-249.

［2］ PARISI A,REIM D,BORGHI F,et al. Minimally invasive surgery for gastric cancer: a comparison between robotic, laparoscopic and open surgery [J]. World J Gastroenterol,2017,23(13):2376-2384.

［3］ HASHIZUME M,SHIMADA M,TOMIKAWA M,et al. Early experiences of endoscopic procedures in general surgery assisted by a computer-enhanced surgical system[J]. Surg Endosc,2002,16(8):1187-1191.

［4］ 余佩武,钱锋,曾冬竹,等.达芬奇机器人手术系统胃癌根治术五例报告[J].中华外科杂志,2010,48(20):1592-1594.

［5］ DAI H B,WANG Z C,FENG X B,et al. Case report about a successful full robotic radical gastric cancer surgery with intracorporeal robot-sewn anastomosis in a patient with situs inversus totalis and a two-and-a-half-year follow-up study[J]. World J Surg Oncol,2018,16(1):41.

［6］ 王国慧,易波,刘勇,等.国产手术机器人临床Ⅰ期研究(附103例报告)[J].中国实用外科杂志,2019,39(8):840-843.

［7］ CORATTI A,ANNECCHIARICO M,DI MARINO M,et al. Robot-assisted gastrectomy for gastric cancer:current status and technical considerations[J]. World J Surg,2013,37(12):2771-2781.

［8］ 张小磊,江志伟,王刚,等.机器人及腹腔镜胃癌根治术后胰瘘发生的影响因素分析[J].腹部外科,2022,35(6):408-412.

［9］ YANG K,CHO M,ROH C K,et al. Robotic spleen-preserving splenic hilar lymph node dissection during total gastrectomy for gastric cancer[J]. Surg Endosc,2019,33(7):2357-2363.

［10］ WANG G,JIANG Z W,ZHAO J,et al. Assessing the safety and efficacy of full robotic gastrectomy with intracorporeal robot-sewn anastomosis for gastric cancer:a randomized clinical trial[J]. J Surg Oncol,2016,113(4):397-404.

［11］ 刘江,王刚,冯啸波,等.完全机器人手工缝合消化道重建技术在全胃切除术中的应用[J].机器人外科学杂志(中英文),2021,2(3):151-161.

[12] BROWNING K N, TRAVAGLI R A. Central nervous system control of gastrointestinal motility and secretion and modulation of gastrointestinal functions[J]. Compr Physiol,2014,4(4):1339-1368.

[13] 蔡林弟,樊林.早期胃癌手术保留迷走神经的争议[J].中国实用外科杂志,2022,42(10):1197-1200.

[14] 刘春阳,郝迎学,余佩武,等.达芬奇机器人手术系统保留迷走神经胃癌根治术的临床疗效[J].中华消化外科杂志,2017,16(3):251-256.

[15] 中国残胃癌诊治协作组.中国残胃癌定义的外科专家共识意见(2018年版)[J].中华胃肠外科杂志,2018,21(5):483-485.

[16] 钱锋,刘佳佳,刘军言,等.机器人在残胃上的癌手术治疗中的临床应用[J].中华胃肠外科杂志,2018,21(5):546-550.

[17] SHIBASAKI S, SUDA K, HISAMORI S, et al. Robotic gastrectomy for gastric cancer:systematic review and future directions[J]. Gastric Cancer,2023,26(3):325-338.

[18] 张小春,沈丹丽,龚冠闻,等.江苏省某医院行机器人胃癌根治术的卫生经济学研究[J].中国医院统计,2023,30(3):198-202.

[19] CHAN K S, OO A M. Establishing the learning curve of laparoscopic and robotic distal gastrectomy: a systematic review and meta-regression analysis[J]. J Gastrointest Surg,2023,27(12):2946-2982.

[20] 王刚,潘华峰,刘江,等.达芬奇Xi系统在完全机器人根治性远端胃大部切除术中的应用[J].山东大学学报(医学版),2020,58(5):51-55.

[21] THAI M T, PHAN P T, HOANG T T, et al. Advanced intelligent systems for surgical robotics[J]. Adv Intell Syst,2020,2(8):1900138.

[22] LIAO G X, ZHAO Z H, KHAN M, et al. Comparative analysis of robotic gastrectomy and laparoscopic gastrectomy for gastric cancer in terms of their long-term oncological outcomes:a meta-analysis of 3410 gastric cancer patients[J]. World J Surg Oncol,2019,17(1):86.

[23] RAMIREZ P T, FRUMOVITZ M, PAREJA R, et al. Minimally invasive versus abdominal radical hysterectomy for cervical cancer[J]. N Engl J Med,2018,379(20):1895-1904.

[24] LI Z Y, ZHOU Y B, LI T Y, et al. Robotic gastrectomy versus laparoscopic gastrectomy for gastric cancer:a multicenter cohort study of 5402 patients in China[J]. Ann Surg,2023,277(1):e87-e95.

[25] 张珂诚,曹博,卫勃,等.机器人与腹腔镜辅助胃癌根治术中复杂部位淋巴结清扫对比研究[J].中国肿瘤临床,2019,46(11):546-550.

[26] 顾成磊,李立安,王宁,等.5G远程机器人辅助腹腔镜全子宫切除术首例报道[J].中国微创外科杂志,2023,23(8):610-615.

[27] YANG X C,WANG Y H,JIAO W,et al. Application of 5G technology to conduct

tele-surgical robot-assisted laparoscopic radical cystectomy［J］. Int J Med Robot，2022，18（4）：e2412.

［28］　郭靖，吴迪，成卓奇，等.机器人辅助手术自主性技术的进展［J］.机器人外科学杂志（中英文），2023，4（4）：281-298.

［29］　SAEIDI H，OPFERMANN J D，KAM M，et al. Autonomous robotic laparoscopic surgery for intestinal anastomosis［J］. Sci Robot，2022，7（62）：eabj2908.

［30］　吴芃，黄芃铖，钟家雷.吲哚菁绿荧光显影技术在机器人辅助肾部分切除术中的应用探索：来自大型、多中心研究的结果［J］.机器人外科学杂志（中英文），2020，1（3）：230.

（江志伟　王　刚　潘华峰　葛苗苗）

第二章　机器人胃间质瘤手术的发展史及研究进展

一、胃间质瘤的定义

胃肠道间质瘤（gastrointestinal stromal tumor，GIST）是一组由未分化或多能的梭形或上皮样细胞组成，起源于胃间叶组织的肿瘤，是消化道最常见的间叶源性肿瘤。60%～70%的 GIST 发生于胃部，将发生于胃部的 GIST 称为胃间质瘤。GIST 在胃肠道肿瘤中占比很低，但种类繁多、形态复杂。过去由于病理学技术的限制，胃肠道许多混有平滑肌纤维或神经束的梭形细胞肿瘤，常被诊断为平滑肌源性肿瘤或神经源性肿瘤。现在的研究认为这些肿瘤中大多数为 c-kit 阳性或 CD34 阳性、类似间质卡哈尔细胞（interstitial Cajal cell，ICC）的间叶源性肿瘤，即目前定义的 GIST，而平滑肌源性肿瘤或神经源性肿瘤只占极少数。

1960 年，Matin 等首先报道了 6 例胃壁胞质丰富的圆形或多角形细胞肿瘤，命名为胃上皮样平滑肌瘤；1962 年，Stout 报道了 69 例胃间叶源性肿瘤，称之为奇异型平滑肌瘤或平滑肌母细胞瘤；1969 年，在 WHO 的肿瘤分类中其被称为上皮样平滑肌母细胞瘤，虽因电镜下也未找到平滑肌的证据而对此名称有所怀疑，但未予足够重视。1983 年，Mazur 和 Clark 发现大多数胃肠道间质瘤缺乏平滑肌细胞的特征，由此提出了 GIST 概念，即生物学行为与起源不明的全部胃肠道梭形细胞肿瘤。自此，GIST 的概念逐渐被多数人认识和接受。1998 年，Kindblon 等研究表明，GIST 细胞与胃肠道肌间神经丛周围的 ICC 相似，c-kit、CD34 均表达阳性。ICC 为胃肠起搏细胞，因此，有人将 GIST 称为胃肠道起搏细胞肿瘤（gastrointestinal pacemaker cell tumor，GIPACT）。但 GIST 可发生于胃肠道外，如大网膜、肠系膜等，且 GIST 细胞无 ICC 功能，因此目前认为 GIST 可能不是起源于 ICC，而是起源于与 ICC 同源的前体细胞（间叶干细胞），这也可解释为什么部分肿瘤细胞中有灶性肌源性标志表达。因此，目前大多数学者不赞同用 GIPACT 命名来取代 GIST 命名。现阶段用 GIST 命名比较恰当。

GIST 具有独特的组织学和免疫组化特点。组织学特点：GIST 主要由梭形细胞和上皮样细胞构成，这两种细胞可同时出现于不同类型的肿瘤中，但形态学变化范围大。依据这两种细胞的多少，GIST 可分为梭形细胞型、上皮样细胞型以及梭形和上皮样细胞混合型。肿瘤细胞的排列也呈多样化，以束状和片状排列居多。胃与小肠中 GIST 细胞形态学变化大，直肠中 GIST 细胞形态学变化小，大部分为梭形细胞型，交叉束状排列多。肿瘤细胞分化不等，可出现核端空泡细胞和印戒样细胞。

免疫组化特点：GIST 的免疫组化研究表明 CD117（c-kit）和 CD34 为其重要标志物。80%～100%的 GIST 细胞中 CD117 呈弥漫性阳性表达，而平滑肌细胞和神经纤维不表达 CD117。60%～80%的 GIST 细胞中，CD34 呈弥漫性阳性表达，并且良性 GIST 中 CD34 表达水平较高。CD34 表达特异性强，在鉴别 GIST 与平滑肌源性肿瘤或神经源性肿瘤时具有重要价值。CD34 呈阳性表达时，往往 CD117 也呈阳性表达。CD117、CD34 的表达与肿瘤位置、生物学行为、细胞分化及预后无明显关系。此外，GIST 也可有肌源性或神经源性标志物的表达，如 SMA、desim、S-100 等，但阳性率低，且多为局灶阳性。

二、胃间质瘤的临床表现及检查

胃间质瘤的临床表现主要依赖于肿瘤的大小和位置，临床表现多种多样，通常无特异性。胃出血是最常见的临床表现，大多由增大的瘤体溃疡破裂导致，患者会有呕血、黑便、乏力等症状。部分患者表现为腹痛不适，这类患者的肿瘤恶性程度高。还有部分患者随着肿瘤的逐渐增大而出现相应的压迫症状，如发生在贲门附近的肿瘤会引起进食哽噎不适、吞咽困难症状，发生在幽门附近的肿瘤会导致幽门梗阻，引发腹胀、呕吐症状。消瘦患者可在上腹部触及肿大瘤体。也有极少部分患者因胃穿孔就诊，这类患者腹腔种植和局部复发的风险增加。严格来说，胃间质瘤无良性可言，是一类至少具有潜在恶性的肿瘤。临床 CT、超声内镜、消化道造影可协助胃间质瘤肿瘤大小、局部浸润、转移、位置等的判断。腹部 CT 检查是最常见的检查手段，能较早发现肿瘤，且对肿瘤的大小、位置，肿瘤在胃腔内生长还是在胃腔外生长，肿瘤是否侵犯邻近组织或是否有远处转移有重要价值。超声内镜检查对胃间质瘤的诊断也有绝对的优势，可明确肿瘤的大小及浸润范围。对于初步判断可切除的胃间质瘤，术前无须进行明确的病理诊断，主要是因为胃镜活检甚至术中冰冻切片确诊率不高，另外术前不恰当的活检可能引起肿瘤出血甚至播散。

三、胃间质瘤的手术治疗

由于胃间质瘤具有潜在恶性的生物学特点，对临床怀疑胃间质瘤的患者均应按恶性肿瘤手术原则进行治疗。胃间质瘤对放化疗均不敏感，目前证实的最有效的治疗方法就是手术切除肿瘤。目前根据 GIST 诊断与治疗的中国专家共识，胃间质瘤手术倾向达到切缘阴性（R0）切除，一般切缘离病灶 2 cm 就能满足 R0 切除的要求。胃间质瘤以血行转移和腹腔种植转移为主，淋巴结转移的发生率极低。一些研究表明，通过对比胃间质瘤手术淋巴结清扫组和淋巴结未清扫组，两组患者在生存率上差异无统计学意义。所以目前对于胃间质瘤手术无需要求行淋巴结清扫术，但是术前有明确淋巴结转移风险的还是需要行淋巴结清扫术。由于胃间质瘤往往质地脆，容易出现破裂而导致腹腔种植转移，手术时应特别注意避免肿瘤破溃及挤压。术中对可疑病例不应切取活检，除非肿瘤不能根治。目前外科技术已经进入微创时代，国内外有大量腹腔镜胃间质瘤切除术的报道。腹腔镜手术较传统开放手术具有创伤小、出血量少、术后恢复快等优势。目前认为对于肿瘤直径小于 3 cm 的胃间质瘤患者，可行腹腔镜局部切除或楔形切除术。对于位于贲门或者幽门的肿瘤，可行近端胃或者远端胃切除术。对于肿瘤直径大于 5 cm 的胃间质瘤，腹腔镜下抓取、切除存在困难，且容易导致肿瘤破裂。Buchs 等于 2010 年首次报道了机器人较大胃间质瘤切除术，5 例（男性 3 例、女性 2 例）患者接受机器人手术，均顺利完整切除肿瘤，肿瘤直径约 5.5 cm（4.2～7.0 cm）。

四、机器人胃间质瘤手术

与腹腔镜手术相比，机器人手术有以下优点：①可以提供由主刀医生自己控制的放大 10～15 倍的三维高清图像，更容易分清组织器官之间的关系，减少血管、神经的损伤。②具有模仿人类手腕设计出的机械臂,可进行前后左右、旋前旋后和旋转等 7 个自由度的操作,并过滤生理性震颤,灵活度和精细度较高。③可以减少主刀医生的紧张感。考虑到机器人手术仍然处于发展早期,一些不足之处也有报道。首先,机器人手术时间较长,特别是机器人手术需要额外的装机和拆机时间,但是这些时间与操作者的熟练程度有很大的关系,随着机器人手术系统的升级以及操作者对机器人手术系统的熟练程度提高,这些时间可以明显缩短。其次,机器人手术系统缺乏触觉反馈,可能会造成不必要的组织损伤。机器人手术较高的费用也是其难以快速全面普及的重要原因。

　　行机器人胃间质瘤切除术时,机器人手术系统可以为特定的解剖部位提供高清放大的三维图像,这对切除胃间质瘤有很大的优势,不仅可以清楚地放大肿瘤、清晰地显示肿瘤边界,还可以使胃周血管脉络化。不仅如此,机器人机械臂的高自由度,可以为主刀医生提供更多的角度,从而更易切除特殊部位的胃间质瘤。Privette 等根据肿瘤所在部位将胃间质瘤分为 3 型:Ⅰ型,肿瘤位于胃底或胃大弯;Ⅱ型,肿瘤位于幽门附近或胃窦;Ⅲ型,肿瘤位于胃小弯或食管胃交界处附近。根据 R0 切除的原则,对于Ⅰ型胃间质瘤,在完全暴露后可行局部剜除后缝合;对于Ⅰ型中位于后壁及靠近胃大弯侧的肿瘤,可以用超声刀分离胃窦部分大网膜及胃结肠韧带,游离胃大弯,翻起胃窦,暴露肿瘤后行局部剜除后缝合。Athani 等报道了一种专门针对位于后壁的胃间质瘤的方法,即在游离胃大弯侧后在胃大弯内侧 2 cm 处系一缝线,再将胃小弯侧固定在侧腹壁,最后通过拉胃大弯侧缝线使胃沿其器官轴翻转,从而完全暴露后壁,即可清楚地观察并切除位于后壁的胃间质瘤。对于Ⅱ、Ⅲ型胃间质瘤,术前需详细评估肿瘤的边缘与贲门或幽门的距离以及肿瘤的大小,当肿瘤体积较大或肿瘤边缘距离贲门或幽门较近时,仅应用局部剜除后缝合可能造成缝合处张力太大或引起贲门、幽门的狭窄,因此需选择不规则的局部胃切除甚至近端胃或远端胃切除术。Buchs 等研究表明机器人手术系统可以完成食管胃结合部、胃十二指肠结合部较大胃间质瘤的不规则胃切除术。而当肿瘤太大以及存在胃内多发间质瘤时,可视情况选择全胃切除术。

　　对于机器人胃间质瘤切除术,肿瘤切除后重建消化道以保证消化道的完整通畅且无狭窄是手术的另一个关键点,目前在全腹腔镜下用侧侧吻合器实行远端胃切除的毕Ⅱ式吻合已趋于成熟。但在全腹腔镜下行不规则胃切除后的吻合以及食管空肠的吻合时由于其二维图像、反向操作及辅助小切口下暴露不佳等缺点,疗效并不十分可靠。凭借放大 10~15 倍的三维图像和灵活稳定的机械臂,达芬奇机器人手术系统克服了传统腹腔镜手术的缺点,使全腹腔镜下消化道重建难度降低。国内有研究报道行机器人全胃切除食管空肠 Roux-en-Y 吻合术 20 余例,结果显示利用机械臂手工缝合吻合口牢靠、术后并发症少。此外,采用机器人消化道重建技术还减少了吻合器的使用,在一定程度降低了治疗费用。

　　国内外有大量的文献报道腹腔镜手术治疗胃间质瘤的安全性及有效性,但关于机器人胃间质瘤切除术却鲜有报道。2010 年 Buchs 等首先报道了机器人胃间质瘤楔形切除术,术后及时随访,18 个月后复查患者无复发,证明了机器人胃间质瘤切除术的安全性及可行性。随后,Desiderio 等将机器人手术组与腹腔镜手术组、开腹手术组进行对比,发现机器人手术组术后的肿瘤学安全性与腹腔镜手术组及开腹手术组相比效果相同。这两项研究均在 R0 切除的基础上保证了肿瘤学的安全性,并且没有术后并发症发生。从以上两篇文献可以看出机器人胃间质瘤切除术围手术期结果令人满意。然而,由于受限于胃间质瘤的发病率及机器人手术的普及程度,到目前为止仍缺乏足够资料来比较机器人手术和腹腔镜手术的长期生存率和肿瘤学效果。

　　机器人胃间质瘤切除术的优势在于体积较大的、特殊部位的间质瘤切除及有效的消化道重建,虽然没有大量的文献报道证明,但根据已有文献的术中数据和术后随访结果,机器人胃间质瘤切除术是安全可行的。不仅如此,相比于传统的腹腔镜或开腹手术,机器人手术具有创伤小、恢复快等优势。随着逐渐增加的机器人手术系统装机量,越来越多的治疗中心开始开展机器人手术,逐步积累经验,充分利用机器人手术的优势探索新的手术方式及路径,使胃间质瘤的治疗更加多样化,最终使更多患者获益。

参 考 文 献

［1］　BLAY J Y,BONVALOT S,CASALI P,et al. Consensus meeting for the management of gastrointestinal stromal tumors. Report of the GIST Consensus Conference of 20-21 March 2004,under the auspices of ESMO［J］. Ann Oncol,2005,16(4):566-578.

［2］　D'AMATO G,STEINERT D M,MCAULIFFE J C,et al. Update on the biology and therapy of gastrointestinal stromal tumors［J］. Cancer Control,2005,12(1):44-56.

［3］　吴涛,刘玉村. 胃肠间质瘤的临床特征与外科治疗原则［J］. 中华普通外科杂志,2007,22(11):880.

［4］　丁钊,赵永捷,李文,等. 两镜联合治疗 30 例胃间质瘤的临床体会［J］. 中国肿瘤临床,2010,37(9):527-530.

［5］　陈秋磊,江志伟,冯啸波,等. 达芬奇机器人在胃间质瘤切除术中的应用［J］. 腹腔镜外科杂志,2016,21(1):54-57.

［6］　MAZUR M T,CLARK H B. Gastric stromal tumors. Reappraisal of histogenesis［J］. Am J Surg Pathol,1983,7(6):507-519.

［7］　NILSSON B,BÜMMING P,MEIS-KINDBLOM J M,et al. Gastrointestinal stromal tumors：the incidence, prevalence, clinical course, and prognostication in the preimatinib mesylate era—a population-based study in western Sweden［J］. Cancer,2005,103(4):821-829.

［8］　朱建伟,王雷,郭杰芳,等. 超声内镜在胃肠道间质瘤诊断中的应用价值［J］. 中华消化内镜杂志,2014,31(6):342-344.

［9］　李际辉,方国恩,郑成竹. 胃镜活检和术中冰冻病理检查对胃间质瘤的诊断价值［J］. 消化外科,2003,2(6):434-438.

［10］　胃肠道间质瘤中国专家组. 胃肠道间质瘤诊断与治疗中国专家共识［J］. 中华胃肠外科杂志,2009,12(5):536-539.

［11］　DEMATTEO R P,LEWIS J J,LEUNG D,et al. Two hundred gastrointestinal stromal tumors：recurrence patterns and prognostic factors for survival［J］. Ann Surg,2000,231(1):51-58.

［12］　HUEMAN M T,SCHULICK R D. Management of gastrointestinal stromal tumors［J］. Surg Clin North Am,2008,88(3):599-614.

［13］　MATTHEWS B D,WALSH R M,KERCHER K W,et al. Laparoscopic vs open resection of gastric stromal tumors［J］. Surg Endosc,2002,16(5):803-807.

［14］　BUCHS N C,BUCHER P,PUGIN F,et al. Robot-assisted oncologic resection for large gastric gastrointestinal stromal tumor：a preliminary case series ［J］. J

Laparoendosc Adv Surg Tech A,2010,20(5):411-415.

[15]　余佩武,罗华星.达芬奇机器人胃癌根治术的临床研究进展[J].中华实验外科杂志,2015,32(9):2042-2044.

[16]　PRIVETTE A,MCCAHILL L,BORRAZZO E,et al. Laparoscopic approaches to resection of suspected gastric gastrointestinal stromal tumors based on tumor location[J]. Surg Endosc,2008,22(2):487-494.

[17]　江志伟,黎介寿,李宁.腹腔镜与机器人手术上消化道重建合理吻合方式[J].中国实用外科杂志,2012,32(8):637-639.

[18]　DESIDERIO J,TRASTULLI S,CIROCCHI R,et al. Robotic gastric resection of large gastrointestinal stromal tumors[J]. Int J Surg,2013,11(2):191-196.

（刘　江　柳欣欣　蒋传伟）

第三章　机器人直肠癌手术的发展史及研究进展

达芬奇机器人手术系统的出现与应用是当代微创手术的一大突破。达芬奇机器人手术系统自引进我国以来，手术数量快速增长，尤其是近十年，其疗效及安全性取得了广泛的认可。在胃肠外科领域，机器人手术系统在结直肠癌手术中的应用最多。机器人手术较传统腹腔镜手术而言，在技术层面上有了很大的进步，操作更为精细，方便淋巴结清扫、狭窄空间的操作等，但也面临着手术时间长、费用高等不足。本章旨在回顾机器人结直肠癌手术特别是机器人直肠癌手术的发展史和研究进展，系统总结其优势与不足，并对未来发展趋势提出展望。

一、机器人手术系统的技术革新

医疗机器人的发展可以追溯到 1985 年，根据应用场景，医疗机器人可分为手术机器人、康复机器人、服务机器人、辅助机器人 4 类。其中手术机器人是最主要的类别，占医疗机器人的 37% 左右。与一般微创手术相比，机器人手术具有改善手术治疗效果、扩大手术治疗范围等优势。目前应用于胃肠手术的手术机器人仍以达芬奇机器人手术系统为代表，达芬奇机器人手术系统被视为微创手术的创新性应用之一。美国直觉外科公司（Intuitive Surgical）在 1996 年 4 月组建了一支工程师团队，最终推出的核心产品命名为达芬奇（da Vinci）机器人手术系统。它是一种外科手术系统，准确地说是一种高级机器人手术平台，其设计理念是通过使用微创的方法，实施复杂的外科手术。

目前国内机器人手术系统市场形成"1＋3"格局，即 1 家外资企业＋3 家国内厂商，包括达芬奇机器人手术系统和 3 款国产产品。达芬奇机器人手术系统于 2000 年被美国食品药品监督管理局（FDA）正式批准投入使用，于 2019 年 6 月已经发展至第四代达芬奇机器人 Xi 手术系统。达芬奇机器人 Xi 手术系统配套激光定位设备，能实现手术车与床自动、精准定位，摄像头与机械臂位置任意变换，进一步方便了操作；具有更加清晰的三维手术视野，拥有影像融合、荧光显影功能，可实现精准切除肿瘤组织等。我国山东威高集团有限公司研发生产的"妙手 S"腔镜手术机器人正式通过国家药品监督管理局审查，成为国内首个获批的腔镜手术机器人；上海微创医疗机器人（集团）股份有限公司自主研发的"图迈"腔镜手术机器人获批，加上已获批的哈尔滨思哲睿智能医疗设备股份有限公司研发的"康多机器人"，是 3 个极有竞争力的国产机器人手术系统。思哲睿、精锋医疗等的腔镜手术机器人是目前应用较广泛的机器人手术系统。易波等研究提示，达芬奇机器人手术系统、"妙手 S"腔镜手术机器人在胃肠手术中的临床应用都是安全且有效的。

二、机器人直肠癌手术

近年来我国结直肠癌发病率日趋上升，并且已经成为死亡率排名第三的肿瘤。结直肠癌微创手术技术已经相当成熟,腹腔镜手术在结直肠癌根治术中得到了广泛的应用,并且疗效可观。在微创手术领域,人们致力于使用更加精密的手术器械辅助手术操作,以期减少手术创伤带来的出血、应激等,从而达到更好的手术效果。达芬奇机器人手术系统的出现是对外科医生双手的一次解放,它由医生控制台、床旁机械臂系统、三维成像系统组成。

达芬奇机器人手术系统由于技术的革新,在结直肠癌手术技术层面较传统腹腔镜手术有着很多优势。机器人手术较传统腹腔镜手术的学习曲线更短。对于外科医生来说,机器人手术的优势可能会影响结直肠癌手术的学习曲线,减少直肠切除术所需的病例数。有研究表明,有丰富腹腔镜结直肠癌手术经验的外科医生行机器人结直肠癌根治术的学习曲线大约为 25 例,手术频度为每月 6.3 例。

在结直肠外科,目前开展较多的是机器人直肠癌根治术,这与直肠癌的手术特点有关,尤其是低位直肠癌手术。由于盆底空间较为狭小,淋巴结清扫困难,吻合口的加强缝合具有一定难度,机器人手术系统在很大程度上解决了这些问题,因此受到了外科医生的青睐。机器人直肠癌根治术较多在胃肠外科开展。

一项包含了 29 项随机对照试验的研究纳入了 6237 例患者,比较了开放式、腹腔镜式、机器人式和经肛门式直肠系膜切除术,其中转化率、Ⅲ/Ⅳ 级发病率、再次手术率、吻合口瘘发生率、结节取回率、远端切缘累及率、5 年总生存率和局部复发率等无显著性差异,机器人直肠系膜切除术的出血量最少、感染发生率最低、住院时间最短。Prete 等的另一项 Meta 分析表明,在直肠癌选择性切除手术中,机器人手术和腹腔镜手术的围手术期死亡率、切缘累及率、淋巴结清扫数量相似。在肠功能恢复方面,相关研究表明机器人直肠癌手术患者肠功能恢复时间更短,因此住院时间也更短,具有一定的经济效益。

直肠癌手术除了致力于保护肛门功能外,也注重保护患者的泌尿功能及性功能。Flemming 等的一项 Meta 分析比较了机器人和腹腔镜直肠癌手术后男性患者和女性患者性功能和泌尿功能的恢复情况。他们共纳入 10 项研究、1286 例患者,分析发现,与传统的腹腔镜手术治疗直肠癌相比,接受机器人手术的男性患者的泌尿和勃起功能更佳;对于女性患者,并没有在这两组中确定始终较有利的结局。

三、机器人直肠癌手术的不足与挑战

全直肠系膜切除术(total mesorectal excision,TME)是治疗中低位直肠癌最直接有效的手段,腹腔镜 TME(lapTME)又体现出一定的微创优势,如腹部切口小、术后恢复快、疼痛轻、住院时间短及机体免疫功能受影响程度小等。同属于微创手术的腹腔镜手术及机器人手术,哪一个在直肠癌手术中更有优势,尚无定论。在机器人直肠切除术中,虽然外科医生的操作更加方便,但术中中转开腹率以及环周切缘的质量与传统腹腔镜手术相比并无明显差异。此外,从肿瘤的短期预后来看,机器人手术与传统腹腔镜手术相比也未见明显差异。而在肿瘤的长期预后方面,由于机器人手术开展较晚,目前尚缺乏相关的数据和研究。目前机器人手术仍然存在手术时间长、手术费用高等问题,因此在临床上推行也面临着一些挑战。总的来说,开展机器人结直肠癌手术是安全可行的,随着机器人结直肠癌手术开展例数的增加、技术不断成熟,应用的效果可能会相应提高。

对于外科医生而言,机器人手术系统给结直肠癌手术的操作带来了许多方便,但是机器人结直肠癌手术相较于传统腹腔镜结直肠癌手术的优势并不是绝对的。许多研究表明,机器人手术和腹腔镜手术在短期疗效和肿瘤学结局方面无明显差异,且前者价格昂贵,没有短

期优势。

机器人手术的费用明显高于腹腔镜手术,但是围手术期效益相对于腹腔镜手术未见明显提升。Simianu 等的研究显示,腹腔镜和机器人结肠切除术相比开腹结肠切除术更具成本效益,机器人手术可以通过在生活质量、器械成本和术后结局方面达到一定的阈值,从而在成本效益上超过腹腔镜手术。机器人手术昂贵的费用并非所有患者能够接受,这成为目前推广机器人手术的最主要问题。即便在全球范围内机器人手术开展的例数日益增多,其也仅仅局限于一些发达地区,需要一定的经济支撑。机器人手术成为主流还有很长的路要走,需要更多的临床研究证明其优势。

四、加速康复外科在机器人结直肠癌手术中的应用

近 10 年来,机器人手术的应用逐步增多,尤其在泌尿外科、胃肠外科等领域,机器人手术的数量逐年上升,越来越多的研究证明机器人手术的安全性和有效性。很多研究报道使用达芬奇机器人手术系统开展结直肠癌手术,并且结果表明是安全可行的,其成为临床可选择的治疗手段之一。机器人手术在微创技术方面具有明显的优势,其皮肤切口长度更短、出血量更少、术后吻合口瘘以及切口疝的发生率更低,使得患者术后疼痛程度更低、肠道功能恢复更快,在一定程度上降低了术后并发症的发生率。现代腹腔镜技术已经较为成熟,取得了较好的手术效果,机器人手术是否比传统腹腔镜手术更加具有优势仍然存在争议,需要更多的多中心临床随机试验证实。笔者所在中心自 2010 年开始开展机器人手术,进一步应用腹腔镜微创技术,包括机器人全腹腔内手工吻合,患者腹部基本无切口、术后恢复加快。但我们也发现微创手术的作用并不像我们之前认为的那样非常显著,其所带来的围手术期应激延缓了患者恢复的速度,其作用并没有比加速康复外科的围手术期处理更明显。

总结机器人胃肠手术近 10 年的经验,可认为腹腔镜或机器人微创技术在直肠癌手术中优势较明显,尤其对于低位直肠癌需小肠预造口的患者,从预造口处腹壁取肿瘤标本,可以做到腹壁基本无切口。术中操作方面,机器人手术系统应用于直肠癌手术的优势也得到很多研究证实。机器人手术系统的机械臂灵活度高,可以在狭小空间如盆腔内完成许多精细的操作。在低位直肠癌手术中,使用机器人手术系统可以获得更加清晰稳定的手术视野,尤其在男性、肥胖、盆腔狭窄的患者中,机器人手术系统的机械臂十分灵活,易于在盆底开展精细的操作,更有利于对盆腔自主神经的保护以及对患者性功能和排尿功能的保护。目前结直肠手术中,微创手术主要集中在直肠手术中(机器人结肠手术 47 例、机器人直肠手术 418 例)。对于结肠手术,主要使用开腹手术,这不仅是因为开腹手术与微创手术的手术切口相当,而且因为开腹手术可缩短手术时间,在加速康复外科处置下开腹结肠手术围手术期应激可能更小,更利于术后恢复。

在我国,机器人手术已经广泛用于直肠癌的治疗,目前国内外开展的机器人结直肠癌手术被证明是安全有效的。《机器人结直肠癌手术中国专家共识(2020 版)》指出,机器人手术灵活地结合经自然腔道取标本手术、经肛 TME(taTME)、荧光成像技术等,可取得更好的手术效果。若想使患者最大限度地受益于机器人手术,还需配合其他一系列诊疗措施。相关调研表明,微创手术、加速康复外科加上远程医疗的三联疗法可以明显缩短住院天数,还能保证患者的生活质量和满意度。相关临床研究表明,加速康复外科的围手术期理念应用于机器人结直肠癌手术能够取得一定的经济效益,有着更有益的短期临床结局。

参 考 文 献

[1] JIMÉNEZ-RODRÍGUEZ R M,RUBIO-DORADO-MANZANARES M,DÍAZ-PAVÓN J M,et al. Learning curve in robotic rectal cancer surgery:current state of affairs[J]. Int J Colorectal Dis,2016,31(12):1807-1815.

[2] 刘东宁,唐城,江群广,等. 机器人结直肠癌根治术的学习曲线[J]. 中华结直肠疾病电子杂志,2016,5(1):52-55.

[3] PRETE F P,PEZZOLLA A,PRETE F,et al. Robotic versus laparoscopic minimally invasive surgery for rectal cancer:a systematic review and meta-analysis of randomized controlled trials[J]. Ann Surg,2018,267(6):1034-1046.

[4] 冯青阳,许剑民. 机器人低位直肠癌手术[J]. 中国实用外科杂志,2016,36(11):1243-1244.

[5] FLEMING C A,CULLINANE C,LYNCH N,et al. Urogenital function following robotic and laparoscopic rectal cancer surgery:meta-analysis[J]. Br J Surg,2021,108(2):128-137.

[6] 熊懿. 腹腔镜直肠全系膜切除术治疗中、低位直肠癌的临床疗效分析[J]. 中国普通外科杂志,2015,24(4):616-618.

[7] JAYNE D,PIGAZZI A,MARSHALL H,et al. Effect of robotic-assisted vs conventional laparoscopic surgery on risk of conversion to open laparotomy among patients undergoing resection for rectal cancer:the ROLARR randomized clinical trial[J]. JAMA,2017,318(16):1569-1580.

[8] CHO M S,BAEK S J,HUR H,et al. Short and long-term outcomes of robotic versus laparoscopic total mesorectal excision for rectal cancer:a case-matched retrospective study[J]. Medicine(Baltimore),2015,94(11):e522.

[9] ANDOLFI C,UMANSKIY K. Appraisal and current considerations of robotics in colon and rectal surgery[J]. J Laparoendosc Adv Surg Tech A,2019,29(2):152-158.

[10] CHENG C L,REZAC C. The role of robotics in colorectal surgery[J]. BMJ,2018,360:j5304.

[11] PARK J S,KIM N K,KIM S H,et al. Multicentre study of robotic intersphincteric resection for low rectal cancer[J]. Br J Surg,2015,102(12):1567-1573.

[12] SIMIANU V V,GAERTNER W B,KUNTZ K,et al. Cost-effectiveness evaluation of laparoscopic versus robotic minimally invasive colectomy[J]. Ann Surg,2020,272(2):334-341.

[13] 朱成章,张维胜,杜斌斌,等. 达芬奇手术系统荧光成像技术在结直肠外科手术中的应用进展[J]. 机器人外科学杂志(中英文),2020,1(5):332-337.

[14] 中国医师协会结直肠肿瘤专业委员会机器人手术专业委员会,中国研究型医院学会机器人与腹腔镜外科专业委员会. 机器人结直肠癌手术中国专家共识(2020 版)[J]. 中华结直肠疾病电子杂志,2021,10(1):16-27.

[15] BEDNARSKI B K,NICKERSON T P,YOU Y N,et al. Randomized clinical trial of accelerated enhanced recovery after minimally invasive colorectal cancer surgery

（RecoverMI trial）[J]. Br J Surg,2019,106(10):1311-1318.

[16]　柳欣欣,刘江,江志伟,等. 微创及加速康复外科在结直肠手术中的应用[J]. 机器人外科学杂志(中英文),2020,1(1):18-25,101.

[17]　KWAK J M,KIM S H. Robotic surgery for rectal cancer:an update in 2015[J]. Cancer Res Treat,2016,48(2):427-435.

[18]　WEAVER K L,GRIMM L M,Jr,FLESHMAN J W. Changing the way we manage rectal cancer-standardizing TME from open to robotic(including laparoscopic)[J]. Clin Colon Rectal Surg,2015,28(1):28-37.

[19]　SIVATHONDAN P C,JAYNE D G. The role of robotics in colorectal surgery[J]. Ann R Coll Surg Engl,2018,100(Suppl 7):42-53.

[20]　LIU X X, JIANG Z W, CHEN P, et al. Full robot-assisted gastrectomy with intracorporeal robot-sewn anastomosis produces satisfying outcomes[J]. World J Gastroenterol,2013,19(38):6427-6437.

[21]　LIU X X, PAN H F, JIANG Z W, et al. "Fast-track" and "minimally invasive" surgery for gastric cancer[J]. Chin Med J(Engl),2016,129(19):2294-2300.

[22]　PARK E J,BAIK S H. Robotic surgery for colon and rectal cancer[J]. Curr Oncol Rep,2016,18(1):5.

（柳欣欣　李玉萍　许露露）

第四章 机器人胃肠手术的麻醉管理

外科手术的不断进步与发展给麻醉学科带来了新的挑战,使患者对手术创伤、康复质量的期望值提高。机器人胃肠手术虽然微创,但是微创手术并不意味着简单麻醉。要想减少患者术后并发症、促进其早期康复,麻醉医生就需要在术前全面的访视与宣教、对手术方式的掌握、术中术后管理的精细化等多方面进行努力。为了确保患者安全且高质量地度过围手术期,临床实践中对麻醉医生的麻醉管理提出了更高的要求。

第一节 术前评估与准备

对于拟接受机器人胃肠手术的患者,除了常规需要了解患者的病史资料外,还应结合胃肠道疾病以及机器人手术的特点来对患者进行术前评估,了解患者目前的病理生理状态及代偿情况,并尽可能对其病理状态进行纠正,预估围手术期可能存在的风险并提出相应的预案。对于临床麻醉而言,机器人手术虽是一种新的手术方式,但其基础仍源自传统的腹腔镜手术,因此其麻醉和围手术期管理策略与腹腔镜手术相似,但也具有其自身的特点。机器人手术的麻醉和围手术期管理更需要严格的术前评估与准备、精确的术中监测和麻醉管理、优质的术后恢复与转归。

充分的术前评估与准备不仅可以提高手术麻醉的安全性、减少并发症的发生和加速患者康复,还能明显减少因麻醉禁忌而无法接受手术治疗的患者数量,为外科学的发展提供保障。

一、术前评估

(一)患者病史资料的了解

1. 现病史 了解患者发病的症状与病程。对于胃肠道疾病患者,应特别注意患者是否合并有反流、呕吐、梗阻等症状,因为这些症状可能会增加麻醉期间反流误吸的风险,若同时出现电解质紊乱,则心律失常的发生率增高。此外,还应了解手术范围、入路切口部位,以及是否需要特殊手术体位和麻醉技术配合。做好充分的麻醉前准备,使手术能在相对最安全的条件下进行。

2. 既往史 了解患者既往疾病史,尤其关注高麻醉风险的疾病如高血压、糖尿病、脑血管疾病、晕厥、冠心病、心肌梗死、心律失常、慢性阻塞性肺疾病、支气管哮喘、阻塞性睡眠呼吸暂停低通气综合征、肝肾疾病、脊柱疾病等。对于治疗上述疾病的药物,如降压药、利尿剂、降糖药、抗凝药、支气管扩张剂等,应了解其药名、剂量、用法、药理学作用特点等。询问患者既往是否出现过心前区疼痛、心悸、头晕、黑矇、活动后呼吸困难、夜间憋醒、咳嗽多痰等症状,以及上述症状的持续时间、缓解因素、近期是否有加重,对患者目前的功能状态做出相应的判断。

3. 个人史 包括活动耐量,能否胜任较重的体力劳动和剧烈活动,进行上述活动时是否出现心慌、气短症状；有无饮酒、吸烟等个人嗜好，有无药物滥用及成瘾史等。术前应劝说患者至少停止吸烟 2 个月，以恢复气道上皮纤毛细胞的运动与清除能力，但这在临床上较难实现。有研究表明，即使术前停止吸烟不到 24 h，对患者也是有益的。对嗜酒与滥用药物的患者，应警惕围手术期戒断综合征的发生。

4. 手术、麻醉史　包括手术部位、手术类型、麻醉方法等，需了解患者历次手术是否出现麻醉药过敏或不良反应。应注意区别患者的主观不适与真性过敏反应，注意抗菌药物的交叉过敏现象并避免使用该类药物。

（二）胃肠道疾病患者的特点

（1）胃肠道疾病患者常伴有呕吐、腹泻、消化液潴留等症状，可导致大量体液丢失，细胞内外液的水、电解质及酸碱平衡紊乱甚至肾功能损害。纠正上述内环境紊乱是胃肠道手术麻醉前准备的重要内容之一。

（2）胃肠道肿瘤、溃疡或食管胃底静脉曲张可继发大出血，除表现为呕血、便血外，胃肠道可潴留大量血液，此时失血量难以估计。术前应根据血红蛋白量、血细胞比容、血压、心率等指标对血容量进行初步的补充。

（3）胃液、血液、胆汁、肠内容物都有被误吸的可能。一旦发生，可导致急性呼吸道梗阻、肺不张、吸入性肺炎甚至死亡等严重后果，麻醉时应采取有效的预防措施如采取头高位、快诱导等。

（三）机器人手术的特殊评估

（1）由于机器人手术期间患者需要维持特殊体位（如头低脚高的过度屈氏体位）长达数小时，加之长时间的气腹，会严重影响患者的生理功能，术前存在严重心肺系统疾病的患者可能无法耐受。

（2）CO_2 气腹和（或）头低位会加剧眼压及颅内压的增高，恶化青光眼及颅内病变，甚至造成围手术期的脑卒中。此外，机器人手术所需要的长时间气腹和头低位会导致视神经压迫和缺血、头面部充血、眼周组织肿胀，严重者会发生术后失明，因此对于术前存在眼部疾病、眼压高的患者应慎重对待，加强评估。

（3）术前存在的下肢静脉或大血管的血栓可能会因为手术操作或者气腹、体位的影响而脱落，严重者会发生肺栓塞，危及生命。对于术前服用抗血小板药物的心脏介入治疗患者，需要评估术前停用抗血小板药物的风险，并在术前 1 周停用这类药物，使用低分子肝素实施桥接替代治疗。

（4）肥胖患者由于本身可能就存在心脏和呼吸系统等问题，术中的特殊体位和 CO_2 气腹对于生理功能的干扰使其较难耐受长时间的机器人手术。

二、常见系统疾病的评估

（一）心血管系统疾病

1. 高血压　对合并高血压的患者，应了解患者患高血压的时间、血压最高值、使用降压药的种类、是否规律服药、降压效果如何及有无眩晕、胸闷等症状。高血压患者的麻醉风险在于是否并存继发性重要脏器损害及其损害程度，包括大脑功能、冠状动脉供血、心肌功能和肾功能等的改变。对于未出现冠状动脉病变、心力衰竭或肾功能异常的单纯慢性高血压患者，即使术前已出现左心室肥大和心电图异常表现，在充分的术前准备和恰当的麻醉处理前提下,耐受力仍可属良好,死亡率可无明显增高。高血压未经治疗或治疗不恰当的患者,围手术期血流动力学波动幅度大,危险性倍增。

一般认为,未经治疗的严重高血压(收缩压≥180 mmHg 或舒张压≥110 mmHg)患者应推迟手术,直至血压降至 160/100 mmHg 以下。常规情况下,治疗高血压的药物均应服用至手术当天早晨。对于接受血管紧张素转换酶抑制剂(ACEI)或血管紧张素Ⅱ受体阻滞剂(ARB)治疗的患者,这两种药物术前停用与否仍存在争议,因其可能与围手术期顽固性低血压有关,尤其是合用利尿剂的患者,但使用 ACEI 和 ARB 对冠心病和有心血管危险因素的患者具有保护作用,因此必须权衡低血压风险和停药的风险后再做决定,一般建议平日血压控制较好的患者,手术当天早晨药量减半或暂停服用。对于长期服用利血平降压的患者,建议术前 7 天停用以免引起术中顽固性低血压,其他降压药应服用至手术当天早晨。值得注意的是,对于应用利尿剂如噻嗪类利尿剂治疗高血压的患者,尽管已采用补钾措施或使用钾缓释制剂,但仍难免发生低钾血症,特别是行胃肠道手术的患者,术前肠道准备可能会造成经肠道的钾丢失,此时应动态监测血钾,避免严重低钾血症的发生。一般患者血钾浓度不宜低于 3.0 mmol/L,心力衰竭服用洋地黄类药物的患者血钾浓度不宜低于 3.5 mmol/L。

2. 先天性心脏病 对于患有先天性心脏病的患者,应明确先天性心脏病的类型、分流类型及有无发绀、肺动脉高压和心力衰竭等。先天性心脏病中的房间隔缺损或室间隔缺损者,如果心功能仍在Ⅰ、Ⅱ级,或既往无心力衰竭史,接受手术可无特殊困难或危险;如果同时伴有肺动脉高压,则死亡率显著增高。轻度肺动脉瓣狭窄不是手术的禁忌证,但重度者在术中容易发作急性右心衰竭,尤其是应激控制不良、高碳酸血症的患者。另外,某些先天性心脏病患者会合并其他畸形,如牙列异常、颈蹼及喉部畸形等,可能会引起围手术期的气道管理相关问题,需额外重视。

3. 缺血性心脏病 缺血性心脏病患者的麻醉危险性在于发生围手术期心肌氧供需平衡失调而诱发急性心肌缺血甚至心肌梗死。病史中存在下列情况者,并存缺血性心脏病的可能性极大:①糖尿病;②高血压;③肥胖、吸烟、高血脂;④心电图示左心室肥厚;⑤周围动脉硬化;⑥不明原因的心动过速和劳累。

缺血性心脏病的典型征象如下:①紧束性胸痛,可往臂内侧或颈部放射;②运动、寒冷、排便或饱餐后出现呼吸困难;③端坐呼吸;④阵发性夜间呼吸困难;⑤周围性水肿;⑥有冠心病家族史;⑦有心肌梗死史;⑧心脏扩大。有些缺血性心脏病患者,平时并无明显症状,也无心电图异常,但冠状动脉造影证实已有 1～3 支冠状动脉存在超过 50% 的管腔狭窄,这类无症状的缺血性心脏病患者,在麻醉中存在较大的潜在危险。

对于缺血性心脏病患者,麻醉前首先应从病史中明确下列 3 个问题:①是否存在心绞痛,其诱发原因及严重程度如何;②是否发生过心肌梗死,明确最近一次发作的时间及责任血管,是否接受过冠状动脉血运重建手术;③目前的心脏代偿功能状况如何。

心血管不良事件是手术极危险的并发症之一,建议对所有合并心脏疾病的患者术前进行运动耐量(表 4-1-1)、临床心功能(表 4-1-2)及心脏危险指数(表 4-1-3)评估。若患者心脏危险指数为 3 级或 4 级,建议术前完善心脏方面检查(如心脏多普勒超声、冠状动脉 CT 造影等),进一步评估心血管不良事件发生风险。

表 4-1-1　运动耐量评估

活动程度	代谢当量(MET)
平时能照顾自己吗?	1MET

续表

活 动 程 度	代谢当量（MET）
能自己吃饭、穿衣服、使用工具吗？	2MET
能在院子里散步吗？	3MET
能按 50～80 m/min 的速度行走吗？	4MET
能做简单家务（打扫房间、洗碗等）吗？	5MET
能上一层楼或爬小山坡吗？	6MET
能快步走（100 m/min）吗？	7MET
能短距离跑步吗？	8MET
能做较重家务（拖地、搬动家具等）吗？	9MET
能参加较剧烈活动（跳舞、游泳等）吗？	10MET

注：运动耐量分级为良好（＞10MET）、中等（4MET～10MET）、差（＜4MET）。心脏病患者接受非心脏手术时，运动耐量在 4MET 以下则患者耐受力差，手术危险性大；4MET 以上则临床危险性较小。

表 4-1-2　NYHA 心功能分级

分　级	临 床 表 现
Ⅰ级	体力活动不受限，日常活动不引起过度的乏力、呼吸困难或心悸
Ⅱ级	体力活动轻度受限，休息时无症状，日常活动即可引起乏力、心悸、呼吸困难或心绞痛
Ⅲ级	体力活动明显受限，休息时无症状，轻于日常的活动即可引起上述症状
Ⅳ级	不能从事任何体力活动，休息时亦有充血性心力衰竭或心绞痛症状，任何体力活动后加重

表 4-1-3　改良心脏危险指数评分

参　　数	计　　分
高危手术（腹腔内、胸腔内和腹股沟以上的血管手术）	1
缺血性心脏病（有心肌梗死病史或目前存在心绞痛、需使用硝酸酯类药物、运动试验阳性、心电图有 Q 波，或有 PTCA/CABG 史且伴有活动性胸痛）	1
慢性心力衰竭病史	1
脑血管病史	1
需胰岛素治疗的糖尿病	1
术前肌酐水平＞2.0 mg/dL（177 μmol/L）	1
总计	6

注：心脏危险指数分为 1 级（计分 0 分）、2 级（计分 1 分）、3 级（计分 2 分）、4 级（计分≥3 分）。可根据心脏危险指数确定心脏并发症发生风险。1 级风险非常低，并发症发生率为 0.4％；2 级风险低，并发症发生率为 0.9％；3 级风险中等，并发症发生率为 7％；4 级风险高，并发症发生率为 11％。PTCA 为经皮腔内冠状动脉成形术；CABG 为冠状动脉搭桥术。

既往因缺血性心脏病行经皮冠状动脉介入治疗的患者的手术时机：对于行球囊扩张而未植入支架的患者，手术应推迟 2 周；植入裸金属支架的患者，手术应推迟 1 个月，最好是在 3 个月以后进行；植入药物洗脱支架的患者，手术最好推迟 1 年，以便不间断行双重抗血小板治疗。

4. 心律失常　对心律失常的患者重点注意心律失常的性质与类型、与应激或运动的相关性、是否伴有心肌缺血和循环功能障碍的症状和体征、药物治疗史、有效的抗心律失常药物及剂量，以及是否需要或者是否已安装心脏起搏器等。

对于有明显症状的患者，应行动态心电图和超声心动图检查；近期有脑梗死病史的心房颤动患者，必要时应行经食管超声心动图检查进一步排除左心耳是否有血栓；严重窦性心动过缓、二度Ⅱ型或三度房室传导阻滞，或有晕厥症状的完全性左束支传导阻滞患者，术前应该安装临时起搏器；已经安装永久起搏器的患者，应了解起搏器的类型以及术中可能的电磁干扰及其相关问题。β受体阻滞剂和其他抗心律失常药应服用至手术当天早晨。

从麻醉角度看，术前需要纠正的心律失常如下：①心房颤动和心房扑动，术前如能控制其心室率在 80 次/分左右，麻醉危险性不会增加；相反，若提示存在严重心脏病变或其他病因（如甲状腺功能亢进），则麻醉危险性显著增加。②无症状的右束支或左束支传导阻滞，一般并不增加麻醉危险性，高度传导阻滞的患者均有发展为完全性心脏传导阻滞而猝死的可能，术前应准备好心脏起搏器，术中连续监测心电图。起搏器易受术中设备的干扰而失灵，甚至造成心搏骤停，故应掌握起搏器的使用和调节技术。③房性期前收缩或室性期前收缩，偶发于年轻人，多属功能性，一般不需要特殊处理，或仅用镇静药即可消除，不影响麻醉耐受力；发生于 40 岁以上的患者时，尤其当其发生和消失与体力活动有密切关系时，应考虑存在器质性心脏病的可能。频发（5 次/分以上）、多源性或 R 波与 T 波相重的室性期前收缩，容易诱发心室颤动，术前必须用药或行心脏电生理治疗加以控制，使患者病情稳定后再行手术。④预激综合征可引发室上性心动过速，一般只要在麻醉前和麻醉中做到防止交感神经兴奋和血管活性物质释放，即可有效预防其发作，但对持续而原因不明的发作要引起重视，有时往往是心肌病变的唯一症状，麻醉危险性极高，手术必须推迟。

5. 心脏瓣膜病 心脏瓣膜病的评估重点在于明确瓣膜病的类型、病程长短；是否伴有呼吸急促、端坐呼吸或夜间阵发性呼吸困难等症状；有无颈静脉充盈、肝静脉回流征阳性或下肢水肿等体征；心脏听诊杂音是否明显；房室功能代偿状况，是否有并发症；是否曾行手术或抗凝药物治疗，治疗后症状是否有改善。

心脏瓣膜病患者的麻醉危险性主要取决于病变的性质及其对心功能损害的程度。麻醉前必须明确病变是以狭窄为主，还是以关闭不全为主，或是两者兼有。一般来说：①病变以狭窄为主的患者病情发展较以关闭不全为主者迅速；重度主动脉瓣狭窄或二尖瓣狭窄极易并发严重心肌缺血、心律失常（心房扑动或心房颤动）和左心功能衰竭，也易并发心腔血栓形成和栓子脱落。因此，有些情况时麻醉的危险性相当高，一般应禁忌施行手术。②病变以关闭不全为主的患者对麻醉和手术的耐受力一般均属尚可，但易继发细菌性心内膜炎或缺血性心肌改变，有猝死的可能。③对各类心脏瓣膜病患者，为预防细菌性心内膜炎，术前均需常规使用抗生素。抗生素应在术前 30 min 内使用。④为预防心腔内血栓脱落并发症，常予施行抗凝治疗。

6. 心力衰竭 心力衰竭是指因心脏结构或功能紊乱导致心脏无法维持足够的组织灌注的一种综合征。其主要表现为呼吸困难、外周水肿、颈静脉压升高、肺部啰音伴或不伴射血分数的改变。

尽管导致心力衰竭的原因各不相同，但总的结果是心排血量下降，继而激活交感神经系统释放儿茶酚胺，同时激活肾素-血管紧张素系统，造成恶性循环，导致心室持续病理性重构和心排血量下降。抑制这两种机制是目前治疗心力衰竭的基础。

心力衰竭患者的储备功能可通过 NYHA 心功能分级、6 min 步行试验、射血分数、血浆脑钠肽(BNP)值评估。合并肾功能障碍、糖尿病、睡眠呼吸障碍和贫血的患者,手术风险增加,术前必须尽力纠正。

(二)呼吸系统疾病

1. 慢性阻塞性肺疾病　了解患者平时是否有呼吸困难、喘息或慢性咳嗽、咳痰等症状,以及近期咳嗽、咳痰等症状有无加重;对患者进行肺部听诊,注意是否有哮鸣音、干啰音或湿啰音等;了解患者肺功能障碍的类型和严重程度,是否有肺部感染或肺大疱等,是否有肺动脉高压或肺心病等合并症,平时是否用药治疗及药物名称。

患者肺功能下降的严重程度和肺储备功能可以根据呼吸困难评分(表 4-1-4)和 BODE 评分(表 4-1-5)来评估,也可通过床旁简易方法评估。①测胸腔周径法:测量深吸气与深呼气时胸腔周径的差别,超过 4 cm 者,提示无严重肺部疾病和肺功能不全。②吹火柴试验:待患者安静后,嘱患者深吸气,然后张口快速呼气,能将置于 15 cm 远的火柴吹熄者,提示肺储备功能好,否则肺储备功能低下。③屏气试验:嘱患者进行数次深呼吸后深吸气屏住呼吸直至无法忍受,观察患者屏气时间,一般屏气 30 s 以上提示患者肺功能良好,如屏气时间短于 20 s,可认为肺功能显著不全。④吹气试验:嘱患者在尽量深吸气后做最大呼气,若呼气时间不超过 3 s,提示用力肺活量基本正常;若呼气时间超过 5 s,提示存在阻塞性通气功能障碍。

表 4-1-4　呼吸困难评分

呼吸困难症状严重程度	评　分
只有在剧烈运动的时候才会感到呼吸困难	0
在着急的时候或走缓坡的时候会感到呼吸困难	1
因为按平时的步伐走路时气短或必须停下来休息,所以走路比同龄人慢	2
步行 100 码(1 码≈91.44 cm)或几分钟后就要停下来休息	3
呼吸困难而不能离家或穿脱衣时呼吸困难	4

表 4-1-5　BODE 评分

参　　数	0 分	1 分	2 分	3 分
体重指数/(kg/m²)	>21	≤21	—	—
FEV_1 占预计值百分比/(%)	≥65	50~64	36~49	≤35
呼吸困难评分	0~1	2	3	4
6 min 步行距离/m	≥350	250~349	150~249	≤149

注:BODE 评分系统基于 4 个指标,即体重指数(B)、气道阻塞程度(O)、功能性呼吸困难评分(D)、6 min 步行距评估的运动耐量(E),可分为轻度(0~2 分)、中度(3~4 分)、重度(5~6 分)、极重度(7~10 分)。FEV_1 为第 1 秒用力呼气量。

对于慢性阻塞性肺疾病患者,术前应积极改善肺功能,对近期有急性发作者建议推迟手术。中重度通气功能障碍的患者,术后肺部并发症发生率较高,应注意麻醉对呼吸功能的影响。用于治疗的支气管扩张剂和激素等药物,推荐用至手术当天早晨。

2. 支气管哮喘　了解患者是否有呼吸困难、喘鸣和咳嗽等症状;肺部听诊是否有哮鸣音;最近是否有急性发作,急性发作期的症状以及缓解方式;平时是否用药治疗及药物名称。

对于最近 2 周有急性发作的哮喘患者,建议推迟手术;治疗哮喘的支气管扩张剂和激素等药物,应用至手术当天早晨并可嘱患者将上述药物携带至手术室,在麻醉前预防性使用;

术中避免哮喘的诱发因素,部分麻醉药如琥珀胆碱、阿曲库铵等具有促进组胺释放的作用,术中应谨慎使用,同时避免在浅麻醉时对患者进行操作。

3. 急性呼吸道感染　急性呼吸道感染是导致围手术期气道高反应性和肺部并发症发生的重要原因,建议在呼吸道感染症状充分控制1~2周后进行手术。

4. 阻塞性睡眠呼吸暂停低通气综合征(OSAHS)　OSAHS的高危因素包括肥胖(主要是中心型、短颈和颈围增加)、男性、绝经后女性和高血压,与系统性高血压、肺动脉高压、心力衰竭、心律失常(心房颤动、缓慢性心律失常、室性逸搏)、脑卒中、2型糖尿病、肥胖低通气综合征和非酒精性脂肪肝的患病率增高相关。其根据呼吸暂停低通气指数(即每小时睡眠中呼吸暂停和低通气事件的次数)可分为轻度(5~15次/时)、中度(16~30次/时)、重度(大于30次/时)。

梗阻的最主要部位是口咽部,患者在睡眠中难以保持呼吸道通畅。患者长期夜间反复出现呼吸道不通畅,可致$PaCO_2$通气反射的敏感性下降,围手术期气道梗阻、低氧血症、肺不张、肺炎、心血管并发症的发生风险增加。对于已知患有OSAHS的患者应掌握梗阻严重程度、当前的治疗方法,并通知患者在手术当天携带自己使用的持续气道正压通气(CPAP)设备或口咽辅助用具。

(三)神经系统疾病

1. 脑血管疾病　了解患者是否有脑卒中史以及脑卒中类型,经历了何种治疗;是否有偏瘫或认知功能障碍等后遗症;是否合并高血压、高脂血症、冠心病和糖尿病等疾病;目前是否正在行抗凝治疗。

评估患者围手术期是否有再次发生脑卒中的风险(表4-1-6);对有短暂性脑缺血病史的患者,建议行颈动脉超声或头颅MRI检查,明确脑部血管狭窄情况。根据评估结果,选择有效的预防措施,如加强术中血压监测、维持血压在基线水平以上并选择更安全的麻醉和手术方式。

表 4-1-6　Essen 脑卒中风险评分量表

危 险 因 素	计　　分
年龄/岁	
<65	0
65~75	1
>75	2
高血压	1
糖尿病	1
既往心肌梗死	1
其他心血管疾病(心房颤动和心肌梗死除外)	1
外周动脉疾病	1
吸烟	1
脑梗死/短暂性脑缺血发作(TIA)史	1

注:0~2分者年脑卒中复发风险较低;3~6分者为高度风险,年脑卒中复发风险为7%~9%;6分以上者为极高度风险,年脑卒中复发风险达11%。

2. 癫痫 了解患者癫痫的发病原因、发作时表现及缓解方式,是否用药治疗及药物种类,最近是否有急性发作。抗癫痫药物应服用至手术当天早晨。对长期服用抗癫痫药物的患者应注意是否有肝功能损伤。

3. 精神疾病 了解患者精神疾病的种类和严重程度,是否用药治疗及药物种类。对于服用三环类抗抑郁药的患者术前应进行全面的心功能检查,不建议术前常规停止抗抑郁药治疗,仅需在手术当天早晨停用。选择性 5-羟色胺再摄取抑制剂撤药时可能发生严重的撤药反应,不推荐术前常规停用 5-羟色胺再摄取抑制剂,但若患者有较高的出血风险可考虑术前 2 周停用。不可逆性单胺氧化酶抑制剂(第一、二代)应在术前 2 周停用,并转换为可逆性的同类药物;服用锂剂者应在术前 72 h 停用。

(四)内分泌系统疾病

1. 糖尿病 了解患者糖尿病类型、病程和目前的治疗方案;有无糖尿病并发症;目前糖化血红蛋白的水平;是否合并高血压、缺血性心脏病、肾功能减退、神经系统疾病和胃麻痹症。术前评估应注重评价靶器官损伤。

对于合并糖尿病酮症酸中毒、高渗综合征者,应推迟手术;糖尿病患者手术当天停用口服降糖药和非胰岛素注射剂,停药期间监测血糖,使用常规胰岛素控制血糖水平;对糖尿病病史较长的患者,应详细评估其困难气道和心血管不良事件发生风险。

2. 甲状腺功能亢进 了解患者甲状腺功能亢进症状是否得到控制,包括情绪、睡眠和体重等;静息状态下心率、基础代谢率和甲状腺激素水平是否降至正常;是否合并甲状腺功能亢进性心肌病;甲状腺是否肿大且压迫气管,是否存在困难气道。

甲状腺功能亢进患者术前必须经积极治疗,稳定后才能行择期手术;抗甲状腺药物和 β 受体阻滞剂应持续应用到手术当天早晨。

3. 甲状腺功能减退 了解患者甲状腺功能减退的原因和严重程度;平时是否行甲状腺素替代治疗;甲状腺是否肿大且压迫气管,是否存在困难气道。

甲状腺素应服用至手术当天早晨;严重甲状腺功能减退或黏液性水肿的患者,需积极治疗后才能进行手术。

(五)消化系统疾病

除患者现存的胃肠道疾病外,还应特别关注是否存在肝病,应了解肝病的原因和严重程度;是否合并低蛋白血症、贫血、门静脉高压、肝肾综合征和肝性脑病等疾病;治疗方式及治疗药物。

绝大多数麻醉药(包括全身麻醉药和局部麻醉药)对肝功能有暂时性影响;手术创伤和失血、低血压和低氧血症,长时间使用缩血管药等,均足以导致肝血流量减少和供氧不足,严重时可引起肝细胞功能障碍。这些因素对原先已有肝病的患者,影响显然更为显著。

从临床实践看,轻度肝功能不全的患者对麻醉和手术的耐受力与正常人相比无明显减退;中度肝功能不全或濒于失代偿时,患者对麻醉和手术的耐受力显著减退,术后容易出现腹腔积液、黄疸、出血、切口裂开、无尿,甚至昏迷等严重并发症。重度肝功能不全如晚期肝硬化患者,常并存严重营养不良、消瘦、贫血、低蛋白血症、大量腹腔积液、凝血功能障碍、全身出血或肝性脑病前期等征象,危险性极高,应禁忌施行任何手术。慢性肝病患者手术中的最大问题是凝血机制异常,这与患者常合并胃肠道功能异常、维生素 K 吸收不全,导致肝合

成凝血因子 Ⅴ、Ⅶ、Ⅸ、Ⅹ 不足有关,术前必须重视并加以纠正。

建议对肝功能不全或肝病患者进行常规肝功能评估,对肝硬化患者可根据 Child-Pugh 分级标准进行肝储备功能量化评估(表 4-1-7)。

表 4-1-7　Child-Pugh 分级标准

临床生化指标	1 分	2 分	3 分
肝性脑病	无	1～2 级	3～4 级
腹腔积液	无	轻度	中、重度
总胆红素/(μmol/L)	<34	34～51	>51
白蛋白/(g/L)	>35	28～35	<28
凝血酶原时间延长/s	<4	4～6	>6

注:A 级,5～6 分,肝功能良好,手术危险度小,1～2 年存活率 85%～100%;B 级,7～9 分,肝功能中等,手术危险度中等,1～2 年存活率 60%～80%;C 级,≥10 分,肝功能差,手术危险度较大,1～2 年存活率 35%～45%。

肝功能损害患者经过一段时间保肝治疗,多数可获得明显改善,对麻醉和手术的耐受力也相应提高。保肝治疗措施如下:①高碳水化合物、高蛋白饮食,以增加糖原储备和改善全身情况,必要时每天静脉滴注 GIK 溶液(10% 葡萄糖溶液 500 mL 加胰岛素 10 U、氯化钾 1 g);②低蛋白血症时,间断补充外源性白蛋白;③小量多次输新鲜全血,以纠正贫血和提供凝血因子;④适当补充 B 族维生素、维生素 C、维生素 K;⑤改善肺通气,若并存胸腔积液、腹腔积液或肢体水肿,应适当限制钠盐摄入,应用利尿剂和抗醛固酮药,必要时术前放出适量胸、腹腔积液,注意引流时必须遵循缓慢、分次、小量的原则,同时注意维持水和电解质平衡,并补充血容量。

（六）泌尿系统疾病

对于肾病,术前应全面了解肾功能受损原因和严重程度,是否有水、电解质和酸碱平衡紊乱;询问有无少尿、排尿困难、水肿及呼吸困难等症状和体征;了解治疗方式以及治疗药物。

麻醉药的抑制、手术创伤和失血、低血压、输血输液反应和脱水等因素都可导致肾血流量减少,由此可引起暂时性肾功能减退。如果原先已存在肾病,则损害将更显著,甚至出现少尿、无尿和尿毒症。因此,术前必须通过各项检查判断肾功能,衡量患者对麻醉和手术的耐受力。

（1）年轻、无肾病史及尿常规正常的患者一般肾功能良好,可耐受各种麻醉和手术。老年患者及并存高血压、动脉硬化、严重肝病、糖尿病等的患者,容易并发肾功能不全,即使尿常规无特殊异常,也需行肾功能检查,以评估其对麻醉和手术的耐受力。

（2）对慢性肾衰竭或急性肾病患者,未经治疗时原则上应禁忌施行任何非急症手术。近年来,在人工肾透析治疗的前提下,慢性肾衰竭已不再是手术的绝对禁忌证,但总的来讲,这类患者对麻醉和手术的耐受力仍差。

（3）慢性肾病患者常易并存其他脏器病变,需在术前做出正确判断和治疗。常见的并发症:①高血压或动脉硬化,在肾病所致的低血容量和贫血情况下,易导致心脏做功增加,继发心力衰竭;②心包炎,严重者可致心脏压塞,术前超声检查可确诊;③贫血,其严重程度一般与尿毒症的严重程度成正相关;④凝血机制异常,尿毒症患者常并存血小板功能异常和凝血因子Ⅲ(组织凝血活酶)活性降低,术前需施行糖皮质激素或免疫抑制等治疗;⑤代谢和内分泌功能紊乱,包括糖耐量减退、胰岛素拮抗、甲状旁腺功能亢进、自主神经系统功能紊乱、高钾血症和酸中毒等,同时患者对某些药物的排泄和药代动力学也发生改变,术前应尽可能予以调整,对麻醉药和肌松药的选择必须慎重、合理。

（4）肾功能障碍的临床评估:尿液分析(血细胞、糖、蛋白质)、血浆白蛋白、血尿素氮(BUN)、血清肌酐、内生肌酐清除率检测,尿浓缩试验和酚红试验等,是临床上较有价值的肾功能测定方法。以 24 h 内生肌酐清除率和 BUN 为指标,可将肾功能损害分为轻度、中度和重度损害三类(表 4-1-8)。

表 4-1-8　肾功能损害分类

指　　标	正　常　值	轻　度　损　害	中　度　损　害	重　度　损　害
24 h 内生肌酐清除率/(mL/min)	80～100	51～79	21～50	≤20
BUN/(mmol/L)	1.8～7.5	7.6～14.3	14.4～25.0	25.1～35.7

（七）血液系统疾病

1. 贫血　了解患者贫血的原因、类型及严重程度;目前的治疗方式。

对严重贫血(血红蛋白水平<70 g/L)的患者,在行高风险手术前建议输血治疗,特别是患有缺血性心脏病等严重系统疾病时,应使血红蛋白水平高于 100 g/L、血细胞比容达到 29%～34%;术前确诊为缺铁性贫血时,建议补充铁剂或促红细胞生成素治疗 2～4 周,纠正贫血,减少围手术期输血并发症。

2. 凝血功能障碍　了解患者是否有出血史或血栓栓塞史;凝血功能检查是否有异常;是否正在服用止血或抗凝药物。

接受机器人胃肠手术的患者对术后镇痛的要求较高,区域麻醉(包括神经阻滞和椎管内麻醉)作为多模式镇痛的一部分,在机器人胃肠手术的术后镇痛中应用广泛。但在有凝血功能障碍或正在服用抗凝或抗血小板药物的患者中,应在术前充分纠正凝血功能障碍,对于术前使用的药物正确掌握停用方法。

抗血小板药物主要包括非甾体抗炎药如阿司匹林,血小板 P2Y12 受体抑制剂如噻吩并吡啶类的氯吡格雷和普拉格雷、非噻吩并吡啶类的替格瑞洛和坎格瑞洛,血小板糖蛋白(GP)Ⅱb/Ⅲa 受体拮抗剂如阿昔单抗、依替巴肽和替罗非班,血小板磷酸二酯酶ⅢA 抑制剂如西洛他唑等。

单独应用非甾体抗炎药不会影响椎管内麻醉的实施,但是需要综合考虑使用的其他药物和患者的病情等因素。噻吩并吡啶类药物停用时间为噻氯匹定 10 天,氯吡格雷 5～7 天,普拉格雷 7～10 天。术后 24 h 可以再次使用噻吩并吡啶类药物治疗;如果不使用负荷剂量,可以在穿刺针/导管拔除后立即恢复噻吩并吡啶类药物的口服治疗;如果使用负荷剂量,建议导管拔除和术后首次用药之间的时间间隔为 6 h 以上。术前停用替格瑞洛治疗的时间为 5～7 天,术后 24 h 可以再次应用替格瑞洛治疗,由于起效迅速,使用替格瑞洛治疗期间不应留置椎管内导管。如果不使用负荷剂量,替格瑞洛治疗可以在穿刺针/导管拔除后立即恢复;如果使用负荷剂量,建议导管拔除和术后首次用药之间的时间间隔为 6 h。坎格瑞洛停药后 3 h 内避免行椎管内麻醉,建议术后在恢复坎格瑞洛治疗前拔除椎管内导管,在拔除椎管内导管 8 h 后给予坎格瑞洛术后首次治疗。阿昔单抗在实施区域麻醉前需停用 24～48 h,依替巴肽和替罗非班需停用 4～8 h;手术后 4 周内禁用 GP Ⅱb/Ⅲa 受体拮抗剂。西洛他唑在实施区域麻醉前需停用 2 天。术后重新使用西洛他唑治疗前拔除椎管内导管,且应在椎管内导管拔除 6 h 后恢复西洛他唑治疗。双嘧达莫应在椎管内麻醉实施前 24 h 停用,且应在拔除椎管内导管 6 h 后再恢复双嘧达莫治疗。

肝素以高亲和力与抗凝血酶结合,提高后者使凝血酶(凝血因子 Ⅱ a)、凝血因子 Ⅹ a 和凝血因子 Ⅸ 失活的能力。皮下低剂量肝素常规用于普通外科手术以预防静脉血栓形成,每天两次或每天三次皮下注射 5000 U 肝素已被广泛应用于预防深静脉血栓形成。建议术前使用皮下低剂量肝素以预防血栓,并确定凝血功能正常后再进行椎管内麻醉。使用皮下低剂量肝素并非留置硬膜外导管的绝对禁忌证。术后在肝素给药后 4～6 h 拔除导管,并应在拔除导管 1 h 后进行随后的肝素治疗。

低分子肝素的药理学特性与肝素不同,主要的区别在于低分子肝素的生物半衰期较肝素长和鱼精蛋白不可逆转低分子肝素的药理作用但可逆转肝素的药理作用。除了预防血栓外,低分子肝素还可作为长期口服华法林且血栓栓塞风险较高的患者停药的桥接用药。在桥接过程中,术前 10～12 天停用华法林,应用低分子肝素,并保证凝血酶原时间正常。高剂量用药的方案中,使用方法为依诺肝素每次 1 mg/kg、每 12 h 一次,或依诺肝素每次 1.5 mg/kg、每天一次,达肝素钠每次 120 U/kg、每 12 h 一次,或达肝素钠每次 200 U/kg、每天一次,亭扎肝素每次 175 U/kg、每天一次。用于预防深静脉血栓形成的依诺肝素应于末次用药至少 12 h 后才能置入或拔除椎管内导管;对于接受较高治疗剂量的患者,置入或拔除椎管内导管的时间应在末次用药至少 24 h 后。术后应于椎管内导管拔除至少 4 h 后给予首剂依诺肝素。

凝血因子 Ⅹ a 抑制剂通过抑制凝血因子 Ⅹ a 产生抗血栓作用。其代表药物和停用时间如下:利伐沙班停用 22～26 h;术后恢复应用时间在椎管内导管拔除 6 h 后,拔除硬膜外导管的时间应距离末次使用利伐沙班 22～26 h。阿哌沙班停用 26～30 h;术后恢复应用时间在椎管内导管拔除 6 h 后,拔除硬膜外导管的时间应距离末次使用阿哌沙班 26～30 h。依度沙班停用 20～28 h;术后恢复应用时间在椎管内导管拔除 6 h 后,拔除硬膜外导管的时间应距离末次使用依度沙班 20～28 h。

直接凝血酶抑制剂是一种竞争性直接抑制血栓素和游离凝血酶的药物。代表药物为达比加群,建议在采用椎管内穿刺技术和神经阻滞前 120 h 停用达比加群。

3. 血友病及相关凝血障碍 了解患者血友病的类型及有无未纠正的凝血功能障碍,术前 48 h 须测定缺乏的凝血因子水平。拟行手术前,应将凝血因子 Ⅷ 活性提高至正常水平的 60%,凝血因子 Ⅸ 活性应达正常水平的 60% 以上。

（八）ASA 分级

根据术前访视结果,可参照美国麻醉医师协会(ASA)分级方法(表 4-1-9),对手术患者的全身情况做出评估。

表 4-1-9　ASA 分级方法

分　　级	具 体 描 述
Ⅰ级	无器质性疾病,能很好地耐受麻醉和手术
Ⅱ级	有轻微系统性疾病,机体代偿功能良好,仍能耐受一般麻醉和手术
Ⅲ级	有严重系统性疾病,日常活动受限,但未丧失工作能力,尚在代偿范围内,实施麻醉和手术有一定的风险

续表

分　级	具　体　描　述
Ⅳ级	有严重系统性疾病,已丧失工作能力,机体代偿功能不全,经常威胁着生命,实施麻醉和手术有较大的风险
Ⅴ级	病情危急,生命难以维持的濒死患者。对于濒死患者,无论手术与否,不抱挽回生命的希望

我国临床根据患者对麻醉和手术耐受力的实践经验,将患者的全身情况归纳为两类4级(表4-1-10)。对于第Ⅰ类患者,术前不需要特殊处理,或仅做一般性准备,可施行任何类型麻醉和手术;对于第Ⅱ类患者,必须对营养状况、中枢神经、心血管、呼吸、血液(凝血功能)、代谢(水、电解质代谢)及肝、肾功能等做好全面的特殊准备工作,方可施行麻醉和手术。

表 4-1-10　全身情况分类

分　类	全身情况	外科病变	重要生命器官	耐　受　性
Ⅰ类1级	良好	局限,不影响全身	无器质性病变	良好
Ⅰ类2级	好	轻度全身影响,易纠正	早期病变,代偿	好
Ⅱ类1级	较差	全身明显影响,代偿	明显器质性病变,代偿	差
Ⅱ类2级	很差	全身明显影响,失代偿	严重器质性病变,失代偿	劣

三、术前准备

麻醉准备总的目的是使患者在体格与精神两方面均处于可能达到的最佳状态,以增强患者对麻醉和手术的耐受力,提高患者在麻醉中的安全性,避免麻醉意外的发生,减少麻醉后的并发症。

麻醉前准备的任务包括:①做好患者体格与精神方面的准备,这是首要的任务;②给予患者恰当的麻醉前用药;③做好麻醉用具与设备、监测仪器和药品(包括急救药品和设备)等的准备。

(一)患者体格与精神方面的准备

1. 患者身体状况的准备　麻醉前应尽力改善患者身体状况,纠正生理功能紊乱和治疗合并的内科疾病,使患者各脏器功能处于较好的状态,增强患者对麻醉和手术的耐受力。具体内容如下:改善营养状况;纠正严重贫血,水、电解质、酸碱平衡紊乱和低蛋白血症;停止吸烟;增强体力;练习深呼吸、改善心肺储备功能等。术前患者存在的生理功能紊乱与合并症可能涉及多个器官、系统,应根据其轻、重及缓、急的程度予以精心处理。

2. 积极治疗合并症

(1)心血管系统:心脏疾病患者麻醉和术前准备的关键是改善心功能,心功能的好坏直接关系到麻醉和手术的安危。术前以洋地黄维持治疗者,手术当天应停药,但是如果患者有心房颤动并且心室率较快,则洋地黄可持续给药直至手术当天早晨。长期服用β受体阻滞剂治疗心绞痛、心律失常者,一般应持续用药至手术当天。原发性高血压患者的麻醉安危,取决于是否并存继发性重要脏器损害及其损害程度。一般推荐严重高血压(收缩压≥180 mmHg 或舒张压≥110 mmHg)患者推迟手术,直至血压降至 160/100 mmHg 以下。如果有严重的终末器官损伤,术前应尽可能将血压降至正常。但是降压过快或过低会增加大脑和冠状动脉的缺血,因此延迟手术应权衡利弊。在选择降压药时,避免使用中枢性降压药或血管紧张素转换酶抑制剂(ACEI),以免麻醉期间发生顽固性低血压和心动过缓。其他降压药如钙拮抗剂和硝酸酯类药物应持续使用至手术当天,避免因停药而发生血压剧烈波动。

(2)呼吸系统:对术前有急性呼吸道感染者,手术应暂停,在感染得到充分控制1周后再手术,否则术后呼吸系统并发症发生率明显增高。对并存慢性呼吸系统疾病如哮喘、慢性阻塞性肺疾病、支气管扩张等患者,术前应行肺功能检查、血气分析和胸部X线检查;停止吸烟至少2周,并进行呼吸功能训练;行雾化吸入和胸部物理治疗以促进排痰;术前应用支气管扩张剂和肾上腺皮质激素;采用有效抗生素治疗3～5天以控制急、慢性肺部感染,通过完善的术前准备提高患者的呼吸储备功能。

(3)中枢神经系统:中枢神经系统疾病多涉及生命重要部位的功能状态,因此,必须针对原发疾病、病情和变化程度,做好麻醉前准备工作。如急性脑梗死应推迟4～6周再行择期手术,以等待梗死周边缺血区已消失的自动调节功能有所恢复。帕金森病患者容易出现体位性低血压、体温调节失控、胃排空障碍和麻醉期间血流动力学紊乱,同时患者因呼吸肌僵直可出现限制性肺功能改变,因此,术前需做肺功能检查、血气分析,并指导患者锻炼呼吸功能,麻醉过程中尤其要注意防止反流、误吸的发生。抗帕金森病药物需一直使用至手术前。最常用的药物是左旋多巴,但其可能引起心肌敏感,容易诱发心律失常、低血压或高血压;围手术期应避免使用抗多巴胺类药物如甲氧氯普胺、氟哌利多等。

(4)内分泌系统:对并存不同内分泌系统疾病的患者,依其病理生理学特点,麻醉前准备工作的侧重点不同。对于甲状腺功能亢进患者,麻醉前准备的关键在于术前控制病情、有效降低基础代谢率、防止术中及术后甲状腺危象的发生。对于原发性醛固酮增多症和皮质醇增多症患者,麻醉前应注意纠正水、电解质和酸碱平衡紊乱,特别注意钾的补充。对于嗜铬细胞瘤患者,术前应尽量控制儿茶酚胺过度分泌导致的高血压,在应用α受体阻滞剂扩张血管的同时应积极行液体治疗,扩充血容量,在纠正血容量不足和电解质紊乱(特别是低钾血症)后手术。对于糖尿病患者,择期手术应控制空腹血糖在8.3 mmol/L以下,最好在6.1～7.2 mmol/L,最高不应超过11.1 mmol/L,尿糖(＋/－),尿酮体(－)。口服短效降糖药或使用胰岛素者,应在手术当天早晨停用短效降糖药和胰岛素;如果口服长效降糖药,应在手术前2～3天停服,改为使用胰岛素。

(5)肝功能:临床上常用的肝功能试验大多数属非特异性,如果单凭某几项试验结果作为判断依据,往往不可靠,必须结合临床征象进行综合分析,方能做出较合理的诊断。有关肝功能分级可采用Child-Pugh分级标准加以评定。轻度肝功能不全的患者对麻醉和手术的耐受力无明显减退。中度肝功能不全或濒于失代偿时,患者对麻醉和手术的耐受力显著减退,术前需经过较长时间的准备,积极护肝治疗,最大限度地改善肝功能和全身状态,行择期手术。重度肝功能不全如晚期肝硬化患者,常并存严重营养不良、消瘦、贫血、低蛋白血症、大量腹腔积液、凝血功能障碍、全身出血或肝性脑病前期等征象,麻醉和手术的危险性极高。

(6)肾功能:尿液分析,血尿素氮(BUN)、血清肌酐、内生肌酐清除率测定,尿浓缩试验和酚红试验等,在临床上对肾功能测定较有价值。随着医疗技术水平的提高,术前血液透析的应用,肾衰竭已经不是择期手术的禁忌证。术前准备应最大限度地改善肾功能,如果需要血液透析应在计划手术24 h以内进行。

(7)血液系统:对于术前由各种原因导致的血常规、凝血功能异常,麻醉前应明确原因,给予相应的病因治疗并进行血液制品准备。一般成人手术要求血红蛋白水平高于 80 g/L，血小板计数大于 $50×10^9/L$。

3. 禁食、禁饮　术前常规排空胃，严格执行麻醉前禁食、禁饮的要求，以避免麻醉和手术期间发生胃内容物的反流、呕吐或误吸，以及由此导致的窒息和吸入性肺炎。近年来，术前禁食 12 h 的传统观念已经改变，因为这种方式不能确保胃排空，而且可能造成患者不必要的脱水和应激状态。目前推荐成人麻醉前禁食易消化固体食物及含脂肪较少的食物至少 6 h；而禁食肉类、油煎制品等含脂肪较多的食物至少 8 h。如果以上食物摄入量过多，应适当延长禁食时间。术前 2 h 可饮清液，包括饮用水、糖水、果汁（无果肉）、苏打饮料等。但对于特殊患者，如有食管活动性反流和做胃肠手术的患者，有必要进行更严格的限制。

4. 精神方面的准备　手术是一种有创性的治疗方法，麻醉对患者来讲则更加陌生。因此，患者在术前大都对麻醉和手术感到紧张、焦虑和恐惧，对自己所患疾病的预后感到焦虑或忧伤，甚至悲观、绝望。这种情绪上的剧烈波动必然引起患者机体内环境的紊乱，可严重影响患者对麻醉和手术的耐受力。麻醉前对患者精神方面的准备应着重放在解除患者及其家属对麻醉和手术的恐惧、焦虑和增强患者的信心上，应尊重患者的人格和知情权，适当介绍所选麻醉方式用于该患者的优点、麻醉过程、可靠性和安全措施，指导患者如何配合，同时耐心听取并合理解答患者及其家属提出的问题，对患者多加关心和鼓励以取得患者的理解、信任和合作。患者对麻醉医生的信任将比任何镇静药都有效。麻醉医生在接触患者时应注意自己的仪表、举止、态度，言谈必须得体，有时不慎的言辞可使患者更为紧张和失望，通过加强沟通技巧，让患者知情却不增加精神上的负担，避免造成不利影响。对于过度紧张而难以自控者，应予药物以配合治疗。

（二）麻醉前用药

1. 用药目的及药物

（1）镇静：消除患者对手术的恐惧、紧张、焦虑情绪，使患者情绪安定、能合作，如使用苯二氮䓬类咪达唑仑或丁酰苯类氟哌利多等。

（2）镇痛：提高患者痛阈，增强麻醉效果，减少麻醉药用量，缓解术前和麻醉前操作引起的疼痛，如吗啡、哌替啶等。

（3）预防和减少某些麻醉药的副作用：如阿托品可抑制呼吸道分泌物的增加，咪达唑仑可预防局部麻醉药的毒性作用等。

（4）降低基础代谢率和神经反射的应激性：调整自主神经功能，消除或避免不利的神经反射活动，如阿托品可预防不良迷走神经反射。

（5）其他：如雷尼替丁可减少胃液容量和降低胃液酸度，地塞米松可预防或对抗过敏反应。

2. 麻醉前用药注意事项

（1）对于一般情况差、年老体弱、恶病质、甲状腺功能减退等患者，需酌情减少镇静药、催眠药、中枢性镇痛药等抑制性药物剂量；而年轻体壮、情绪紧张或激动、甲状腺功能亢进等患者，需酌情增加抑制性药物剂量。

（2）对于呼吸功能不全、呼吸道梗阻、颅内压增高的患者，禁用或慎用中枢性镇痛药。

（3）对于心动过速、甲状腺功能亢进的患者，宜不用或少用抗胆碱药，如必须用抗胆碱药，以东莨菪碱或盐酸戊乙奎醚为宜。

（4）麻醉前复合应用多种药物时，应根据药物的作用相应调整剂量。

（三）麻醉用具与设备的准备与检查

全身麻醉的用具与设备一般应包括：①适用的麻醉机及相应气源；②气管插管用具、听诊器；③口咽或鼻咽通气管；④吸引装置；⑤监测血压、脉搏、心电图、血氧饱和度、体温的监护仪；⑥各种输液用的液体、微量输液泵及不同粗细的动、静脉穿刺用的套管针等；⑦常用的麻醉药和肌松药、心血管药物和其他急救用药等。

麻醉前应检查各种用具、设备，保证用品齐全、使用性能良好，对麻醉用具、设备的检查宜有序进行，以免遗漏。

（四）患者进入手术室的复核

患者进入手术室后的复核至关重要，如有疏忽可导致极为严重的不良事件。麻醉医生在任何地点实施任何麻醉前，都应与手术医生、手术护士共同执行手术安全核查制度。首先核对患者的基本情况，包括姓名、病室、床号、住院号、性别、年龄、拟实施的手术及部位（应与病历、手术通知单上一致，确认系术前访视过的患者），确定患者及病历无误，并再次询问患者昨夜睡眠情况以及有无须取消或推迟手术的特殊情况发生（如发热、来月经等）。检查并核对最后一次进食时间、胃管和导尿管是否通畅、麻醉前用药是否已执行及给药时间，了解最新的化验结果特别是访视时建议检查的化验项目，血液制品和血浆代用品的准备情况等，观察麻醉前用药效果。检查患者的助听器、贵重饰物等物品是否均已取下，对有活动性义齿的患者应检查义齿是否已取出，并做好记录。对女性患者要注意染色指甲和唇膏是否已揩拭干净（或是否做过"文唇"）。了解皮肤准备是否合乎要求。确认手术及麻醉同意书的签署意见。复核完成后才可开始监测患者各项生理指标及建立静脉通道，再次核对麻醉用具和设备以便麻醉工作顺利进行。

第二节 机器人手术生理学

机器人胃肠手术的进行仍是建立在传统腹腔镜手术基础上的，手术过程中的人工气腹和手术要求的特殊体位可能会对患者的病理生理状态造成不同程度的干扰，出现一系列的临床问题，向麻醉管理提出了挑战。一般情况良好的患者尚能较好地耐受人工气腹和特殊体位的改变，而基础情况较差的患者，对于由此引起的呼吸和循环干扰较难适应。机器人手术持续时间一般较传统腹腔镜手术持续时间长，有时内脏损伤无法及时发现，失血量较难估计，这也增加了麻醉处理的难度。

一、人工气腹对呼吸的影响

目前腹腔镜手术人工气腹的建立方法中，使用 CO_2 仍是最常采用的方法，这对患者的呼吸功能影响较大，包括呼吸动力学的改变、肺循环功能障碍、CO_2 吸收导致的呼吸性酸中毒、CO_2 入血导致栓塞等。

1. 通气功能改变 CO_2 气腹建立过程中腹内压增加，加之采取仰卧位时膈肌向头端移动的趋势，会引起膈肌上移，胸壁和肺的顺应性可能因此减小 $30\% \sim 50\%$，此时常需提高通气压以达到满意的肺通气量。膈肌抬高的同时会引起患者功能残气量下降、肺通气血流比例失调。术中应持续监测胸壁和肺的顺应性和呼吸压力-容量环的形态，以及时发现使气道压力进一步增高的并发症，如支气管痉挛、气管导管因膈肌上抬进入支气管、呼吸对抗和气胸等。一般认为，将腹内压限制在 14 mmHg 以内，同时伴头高或头低位 10°～20°不会对生理无效腔产生显著的影响，对既往无心血管疾病的患者，其肺内右向左分流的血量也不会增加。

2. $PaCO_2$ 上升　CO_2 气腹可导致胸壁和肺的顺应性下降，从而引起肺通气量下降和 CO_2 通过腹膜快速吸收，这可使患者的 $PaCO_2$ 升高 15%～30%。在机体 CO_2 总排出量中，腹膜所吸收的 CO_2 可占 20%～30%。需要注意的是，CO_2 排出量上升和 $PaCO_2$ 上升是逐渐发生的，这可能是由于组织中可以储存大量的 CO_2。CO_2 的吸收与其分压差、弥散性能、腹膜面积和腹膜血流灌注情况有关，气腹造成的腹内压的升高仅会引起 $PaCO_2$ 的轻微上升，而腹内压升高对腹膜血流灌注的影响更甚，这与心排血量的下降和压力增高使腹膜血管受压有关。疏松的结缔组织相对于平滑而致密的腹膜有更高的 CO_2 吸收能力，因此在肠道手术涉及盆腔淋巴结清扫时，操作过程中大面积疏松组织的暴露会引起 $PaCO_2$ 显著升高。因此，最初在腹内压升高时，CO_2 的吸收是迟缓的，当手术结束、腹内压下降后，由于腹膜血管的扩张和心排血量的恢复，对残留的 CO_2 的吸收可能加速，加上组织内储存的 CO_2 逐渐释放进入血液，会引起一过性 $PaCO_2$ 升高，所以在麻醉苏醒期间 $PaCO_2$ 仍会偏高。在此时期，由于镇静药、肌松药的残留作用，过高的 $PaCO_2$ 对呼吸仍有抑制作用，故仍应注意对呼吸功能的监测和进行呼吸支持。

$PaCO_2$ 升高的其他原因包括原先存在致腹内压增高的疾病因素、手术要求的特殊体位、机械通气不足、心排血量下降等，上述因素可导致不同程度的通气血流比例失调和生理无效腔增加，尤其对肥胖和危重患者。而 CO_2 皮下气肿、气胸或 CO_2 栓塞等并发症则可导致 $PaCO_2$ 显著升高。$PaCO_2$ 升高常会引起酸中毒，对器官功能造成不同程度的影响，但随着近年对允许性高碳酸血症的研究和临床应用，目前认为将 $PaCO_2$ 维持在 60～80 mmHg 不会对机体生理功能造成明显的伤害，反而是一味追求正常范围的 $PaCO_2$ 而采取的大潮气量通气策略和因此带来的高气道压力对患者的危害可能更大。一般来说，CO_2 气腹引起的 $PaCO_2$ 升高通过增加 10%～25%的肺泡通气量即可消除。

呼气末二氧化碳分压（$PetCO_2$）可间接反映 $PaCO_2$，正常情况下两者之间相差 3～6 mmHg，即 $PetCO_2$ 小于 $PaCO_2$ 3～6 mmHg。患者呼出的气体中包括肺泡气和部分无效腔气体，而无效腔气体中不含 CO_2，对呼出气体中的 CO_2 起到稀释作用，导致 $PetCO_2$ 小于 $PaCO_2$。在肺泡无效腔增加的患者中，两者差值增大，但对于出现肺泡弥散功能障碍的患者，动脉血-肺泡气二氧化碳分压差所受的影响较小。CO_2 气腹建立后，$PetCO_2$ 与 $PaCO_2$ 之间的平均差值不会发生显著变化，但仍会受个体差异的影响，危重患者尤其是术前已经存在呼吸功能不全的患者中，两者差值将增大，例如，ASAⅡ～Ⅲ级患者中两者差值明显高于 ASAⅠ级患者，可达 10～15 mmHg，所以在用 $PetCO_2$ 代表 $PaCO_2$ 时应谨慎甄别，结合患者病史，充分考虑患者并存疾病和代偿状况，在可能出现动脉血-肺泡气二氧化碳分压差增大的患者中，行动脉血气检查是十分必要的。

二、人工气腹对循环功能的影响

腹腔镜手术中可对循环功能造成影响的因素有 CO_2 气腹、患者体位、高碳酸血症、麻醉等，其中主要的是 CO_2 气腹和患者体位。有研究表明，当 CO_2 气腹压力超过 10 mmHg 时，可对患者循环功能造成不同程度的影响，主要表现为心排血量下降、血压增高、体循环和肺循环血管阻力升高，以及迷走神经张力增高和不同类型的心律失常，影响的严重程度与气腹压力的高低相关。

1. 心排血量的变化　虽有建立 CO_2 气腹后心排血量不变甚至增加的报道,但在大多数患者中,可观察到心排血量下降 $10\%\sim30\%$,这种下降正常人群一般可耐受。在判断心排血量是否满足组织灌注的方法中,较简便和常用的是混合静脉血氧饱和度和血乳酸水平的测定,当两者水平处于正常范围时,说明体内未发生缺氧,心排血量仍能满足组织灌注要求,尚能维持机体氧供需的平衡。心排血量下降大多发生在 CO_2 气腹建立的初期,心排血量下降的程度与 CO_2 气腹建立时注气的速度和患者循环容量状态相关,循环容量正常的患者心排血量的下降幅度较小,但接受胃肠手术的患者有时会因为无法进食而出现循环容量的欠缺,该类患者在建立 CO_2 气腹时可能会出现心排血量的显著下降。在接受胃肠手术的患者中,头高位的手术体位也会加剧心排血量下降的程度。当腹腔内注气、腹内压升高时,下腔静脉可能会受到压迫,这可导致下肢静脉积血、回流减慢甚至间断性停止,从而导致回心血量减少、心室舒张末期容积减小、心排血量下降。与接受传统开放手术的患者相比,在接受机器人手术的患者中,心室舒张末压、右心房压和肺动脉压这些可以间接反映心脏容量状态的指标意义有限,因为 CO_2 气腹的建立导致胸腔内压力增高,这些指标常不能正确反映患者真正的循环容量和功能的变化。另外,手术过程中由于操作刺激、应激等因素的影响,心血管系统常呈现兴奋状态,这可能会在一定程度上抵消心排血量的下降,甚至可能导致心排血量恢复为正常的水平。一般来说,心排血量的下降可以通过扩容和头低位来预防和改善,但对于术前就已出现心功能下降,尤其是近期有心力衰竭表现的患者,要注意扩容的速度和体位保持的时间,此类患者的心脏对容量改变的敏感性增加,如果补液过快、过多,可能会造成肺水肿、心力衰竭,因此对于这类患者在预防因 CO_2 气腹建立造成的心排血量下降而进行扩容时应小心谨慎,必要时需结合心脏超声检查。

2. 外周血管阻力的变化　建立 CO_2 气腹时外周血管阻力升高,其原因可能为心排血量下降时引起反射性交感神经张力升高,还可能与患者的体位有关。有研究表明,患者取头高位时的外周血管阻力要高于头低位时。此外,CO_2 气腹建立的同时会刺激神经内分泌系统,导致儿茶酚胺、肾素-血管紧张素、血管加压素等分泌增多,进而导致外周血管阻力的升高。外周血管阻力升高可增加心脏做功和氧耗,术前基础情况较好的患者尚可耐受,对于有心室肥厚、缺血性心脏病的患者,应积极采取降压措施,可采用直接扩张血管的麻醉药如异氟烷或血管活性药如乌拉地尔。右美托咪定作为 $\alpha 2$ 受体激动剂,可减小术中血流动力学的波动,但应注意其快速入血时血压升高和心率减慢的效应,对于术前存在窦性心动过缓、传导阻滞的患者应谨慎使用。

3. 对局部血流的影响　CO_2 气腹导致腹内压升高,对下腔静脉造成压迫,下肢静脉血液回流不畅,产生血液淤滞,且这种作用似乎并不会随着 CO_2 气腹持续时间的延长而减弱,理论上增加了下肢深静脉血栓形成的可能性,但研究并未发现下肢深静脉血栓形成的发生率显著升高。由于 CO_2 对血管具有扩张作用,其对内脏血管的扩张作用可能抵消了由血管阻力增加而导致的血液灌流减少,总体来说,CO_2 气腹对腹腔内脏器的血液灌流影响不大,但也有数据显示在腹腔镜胆囊手术的患者中,CO_2 气腹的建立导致患者肾小球滤过率下降 50%,但这种影响在 CO_2 气腹解除后恢复。由于机器人手术时间较长,在麻醉过程中仍需关注 CO_2 气腹对腹腔内脏器血液灌流尤其是肝肾血液灌流的影响。脑血流量因 $PaCO_2$ 的上升而增加,术中将 $PaCO_2$ 维持在相对正常的水平时,将减少 CO_2 气腹和头低位对脑血流量的影响,但注意此时颅内压处于升高状态。

4. 高危心脏疾病患者的循环变化　术前即存在心排血量降低、中心静脉压降低、平均动脉压高和外周血管阻力大的患者，其术中血流动力学波动较大，对于此类患者，术前应适度扩容。对一些病情严重的患者，可能需要应用强心、扩血管的药物如硝酸甘油、多巴酚丁胺。在心脏方面的影响中，外周血管阻力的升高带来的不良影响最为突出，对于严重的心脏疾病患者，既要降低外周血管阻力，又要尽可能减小对回心血量的影响，具有选择性扩张动脉血管作用的尼卡地平具有较理想的效果。对高危患者，建议在满足手术视野的同时选用较低的腹内压，并减缓注气的速度，以免血流动力学出现剧烈变化。

5. 心律失常　虽然 $PaCO_2$ 升高可引起心律失常，但目前尚无资料表明腹腔镜手术中的心律失常与 $PaCO_2$ 有明确的关系。注气速度过快导致腹膜快速膨胀、肠道牵拉等刺激也是引起心律失常的原因之一，可导致心动过缓甚至心搏骤停，术前服用 β 受体阻滞剂或麻醉过浅的患者更易发生。其他少见的导致心律失常的原因还包括气栓等。CO_2 气腹建立过程中心律失常的处理方法，包括降低腹内压、应用解迷走神经药物阿托品、加深麻醉等。

三、特殊体位的影响

机器人手术采取的体位通常是使手术部位处于较高位的体位，如全胃切除术取头高位、直肠切除术取头低位。其中头低位可加重腹腔内脏器对膈肌的挤压，加上 CO_2 气腹建立时腹内压升高，使功能残气量进一步下降，气道压力上升，增加了通气血流比例失调和肺损伤的发生风险。另外，头低位时颅内压和眼压也上升，此时如果应用呼气末正压通气改善患者呼吸，可能会对患者造成巨大影响，导致球结膜水肿、脑血液回流障碍，甚至术后失明等并发症发生。头高位时回心血量减少和腹内压升高的双重效应导致心排血量降低，患者易发生体位性低血压，注意及时补充血容量。在采取截石位的患者中，应注意下肢静脉血栓形成和神经损伤的风险。

第三节　术中麻醉管理

机器人胃肠手术术中麻醉管理基本同一般的腹腔镜手术，涉及人工气腹的应用，建议采用气管插管全身麻醉。由于手术部位的不同，患者采用的体位也不一样，管理亦有不同。血压的调控、呼吸参数的调节都需要注意。另外对于这类手术，麻醉医生需要关注到工作空间受限、长时间特殊体位、人工气腹、术中监测及深肌松、反流误吸、如何做好术中肺保护策略以及术后镇痛等麻醉问题。随着加速康复外科的应用与普及，术中如何精细化麻醉以促进术后快速康复也是需要注意的要点。

一、麻醉方式

主要采用全身麻醉，可以联合使用外周神经阻滞技术以减轻术后疼痛，如联合使用超声引导的腹横肌平面阻滞、竖脊肌平面阻滞，或腰方肌阻滞等，也可采用硬膜外阻滞或蛛网膜下腔阻滞进行术后镇痛，但是硬膜外阻滞多用于疼痛强度较高的开放手术，对于机器人胃肠手术多采用神经阻滞的方式。麻醉的维持可以使用全静脉麻醉、静吸复合麻醉或者全吸入麻醉等，值得注意的是，机器人手术对于肌松要求较高，因此术中建议使用神经肌松药以达到深肌松，防止肌松不全导致人机对抗而造成不必要的损伤。不论使用何种麻醉方法，都要求做到充分保障围手术期生命安全、精确舒适的麻醉管理、完善的镇痛效果、术后早期康复。

机器人手术设备占据的空间较大,且不易移动,在很大程度上限制了麻醉医生的工作空间,术中麻醉医生很难查看患者。在手术开始前,麻醉医生需要确保较大口径静脉通道的建立,再次确认所有管路通畅(包括动静脉通道与气管导管),确保监护设备以及患者保护设备(如体位固定装置、保护垫等)处于合适的位置,并保证其能正常使用,尤其应避免管路的脱落或打折。

二、术中监测

1. 有创动脉压监测　除常规监测(血流动力学监测、血氧监测、$PetCO_2$ 监测)外,建议还要监测有创动脉压。麻醉诱导、体位改变或者外科操作都有可能导致血压剧烈波动,最好在连续血压监测指导下进行麻醉管理。另外,需要进行血气分析密切监测酸碱平衡及电解质水平,以便调节内环境稳定。关于动脉测压的零点放置,常常选择右心房水平,但是需要同时结合无创血压进行动态观察和比较。对于有脑缺血病史的患者,可以将零点放置于头部外耳道水平,以利于评估脑部灌注压,防止脑供血不足,并且最好在麻醉单上记录零点的位置。

2. 容量监测　机体的容量维持在一个最佳范围可使手术并发症最小化。如果容量过低,会引起心肌缺血、肾功能受损、脑供血不足等并发症;容量过高则会引起组织水肿、氧合受损、心脏做功增加、伤口愈合不良。机器人胃肠手术虽然较开放手术的液体丢失少了许多,但是常规放置导尿管监测尿量很有必要,因为微创手术并不能减轻手术创伤,且手术时间可能延长,动态评估组织灌注不能缺少。对于二次手术、肿瘤范围较大、粘连可能严重以及心功能不全的患者,或者可能需要使用血管活性药物的患者,建议放置中心静脉导管,监测中心静脉压(CVP),以更好地进行容量评估,指导输液和血管活性药物的应用。对于心功能不全的患者,由于其术前合并症较多,CVP 不能准确地评估血管内容量,可以结合经胸超声心动图(TTE)或经食管超声心动图(TEE)无创地监测心排血量以及容量负荷。

3. 体温监测　值得注意的是,机器人胃肠手术因手术时间长,同时注入大量室温下的 CO_2 建立气腹,患者发生低体温的风险极高,因此必须常规进行体温监测。低体温(体温低于 36 ℃)所带来的药物代谢延迟、应激增加、血糖升高、血管收缩、凝血功能障碍、寒战伴随的高血压、心动过速及心肌氧耗增加、手术切口的感染等均影响着患者的康复。低体温与手术室内温度设置、静脉大量输注室温液体、长时间手术有关。此外,体温过高也可能导致心动过速以及血管舒张,其也可反映出机体内环境变化。测核心温度时,可以监测鼻咽温度或膀胱温度。腋下体表温度影响因素较多,长时间大手术时可能个体差异较大。

4. 肌松监测　在机器人手术期间,肌松不足可能导致人机对抗,腹内压过高。因此需要持续深肌松,以防止突然的神经肌肉功能恢复带来的危险,同时在深肌松的情况下,降低气腹压力(10 mmHg 以下)同样可以实现高气腹压力(12～15 mmHg)带来的手术空间和视野。长时间的气腹可能会引起血流动力学、呼吸功能的改变。另外有研究显示,高气腹压力与术后肩部疼痛发生率增高明显相关。术中建议常规泵注肌松药以维持深肌松,然而术后肌松药残留仍然是麻醉恢复室(PACU)关注的重要问题,为此,建议通过肌松监测来持续监测神经肌肉阻滞程度(例如四个成串刺激(TOF)),保持深肌松和术后早期拮抗在机器人手术中十分必要。目前肌松特异性拮抗药舒更葡糖钠的应用,大大减少了术后肌松药残留,为术中深肌松提供了保障。

5. 其他监测　术中麻醉深度监测(如脑电双频指数(BIS)、患者安全指数(PSI)、

Narcotrend 分级）有助于在减少患者术中知晓的同时，尽量减少麻醉药用量，特别是对术前复合神经阻滞或硬膜外阻滞的患者，术中麻醉药用量明显减少。在胃肠手术的加速康复外科管理中建议进行麻醉深度监测。当然，术中麻醉深度监测并不能完全避免术中知晓的发生，有研究证实某些 BIS 低于 65 的患者仍发生了术中知晓。对一些术前心功能不全或多种内科问题导致血流动力学不稳定的患者，可以选用超声心动图（经胸或经食管）监测来更好地评估心功能和保证目标导向液体治疗。

三、肺保护性通气策略

腹腔镜手术术后的肺部并发症严重影响了患者的康复和预后，长时间的气腹、腹部手术本身、老年、吸烟、肥胖（BMI>40 kg/m²）、低蛋白血症、接受化疗、肠道梗阻、术前低氧血症、通气时间长于 2 h 等都是术后肺部并发症发生的危险因素。肺保护性通气策略（lung protective ventilation strategy，LPVS）是指在维持机体充分氧合的前提下，为防止肺通气过度或不足，降低机械通气相关性肺损伤（ventilation-associated lung injury，VALI）发生率，从而保护和改善肺功能、减少肺部并发症和降低手术患者死亡率的呼吸支持策略，特别适用于上述肺部并发症高危人群。

目前公认的以小潮气量通气（6~8 mL/kg 理想体重）、允许性高碳酸血症、适当的呼气末正压通气（positive end expiratory pressure，PEEP）、定时肺复张以及低吸入氧浓度（fraction of inspired oxygen，FiO₂）等为主的肺保护性通气策略已被证实可改善患者氧合，降低术后肺部并发症的发生率。其他辅助措施还包括压力控制通气、反比通气、俯卧位通气、高频振荡通气及液体通气疗法等。

1. 小潮气量通气及允许性高碳酸血症　传统的通气模式中，麻醉医生在术中往往采用 10~15 mL/kg 的大潮气量通气来预防患者低氧血症和肺不张的发生。然而越来越多的研究和证据显示，大潮气量通气易导致肺泡过度膨胀，引起 VALI。小潮气量通气或尽量使吸气平台压不超过 30 cmH₂O 逐渐被接受。对于小潮气量通气应注意防止低氧血症和肺不张发生，小潮气量通气联合 PEEP 可降低肺不张发生率。

长时间小潮气量通气可能导致肺通气不足，进而引起 CO₂ 蓄积，表现为高碳酸血症。目前认为一定范围的高碳酸血症，即允许性高碳酸血症，可减少缺血再灌注损伤，降低氧化应激反应，增加心排血量，提高氧合，减轻肺内分流，起到肺保护作用。但允许性高碳酸血症应维持在一定限度，否则容易导致内环境紊乱，多数研究认为应控制 PaCO₂ 上升速度低于 10 mmHg/h、PaCO₂<65 mmHg、pH>7.20。

2. 适当的 PEEP　PEEP 即在呼气末时通过呼吸机使气道内保持正压且高于外界大气压，可扩张原来萎陷的肺泡，减小剪切力，维持正常的通气血流比例。自 20 世纪 80 年代中期以来，PEEP 已被认为能有效预防术中肺不张。尽管如此，观察性研究指出，目前仍有 80% 的手术患者在机械通气时没有使用 PEEP。当代麻醉医生不使用 PEEP 的潜在原因可能包括对血流动力学负面影响和气压伤的担忧，或者可能只是因为 0 cmH₂O PEEP 是许多机械通气仪器的默认设置。多项小型随机对照试验发现，接受 5 cmH₂O PEEP 腹腔镜手术的患者比那些接受 0 cmH₂O PEEP 手术的患者有更好的氧合、更少的术后肺不张和更好的肺顺应性。因此，适当加用 PEEP 可以减少气腹对心肺功能的不良影响。合适水平的 PEEP 可以使肺泡复张，减少通气血流比例失调，但过高或过低水平的 PEEP 不但不利于肺通气，还会造成肺损伤。

过去常将 PEEP 设置为 $5\sim20$ cmH_2O,没有进行个体化设置。现在有研究建议根据静态压力-容积曲线、驱动压或者肺顺应性设置最佳 PEEP。在此以最佳氧合法举例,开始设置 PEEP 为 $3\sim5$ cmH_2O,根据氧合情况每次增加 $2\sim3$ cmH_2O,以 $FiO_2\leqslant0.6$ 时能满足 PaO_2 $\geqslant60$ $mmHg$ 或 $PaO_2/FiO_2\geqslant300$ $mmHg$ 的 PEEP 为最佳 PEEP。

3. 定时肺复张　麻醉诱导、CO_2 气腹和头低脚高位等因素均会导致肺不张,尤其是老年及肥胖患者腹腔镜手术中肺不张更严重。20 世纪 60 年代以来,麻醉医生一直采用肺复张策略(40 cmH_2O 吸气压力,持续 $20\sim30$ s)来降低肺不张的严重程度,且发现其联合 PEEP 较单用 PEEP 更能扩张塌陷的肺泡,避免肺组织反复开放/闭合产生剪切力伤,允许更多的肺泡参与气体交换。肺复张的实施方法有 PEEP 递增法、控制性肺膨胀、双水平正压气道通气、俯卧位通气、高频振荡通气等。术中主要根据患者的具体情况和呼吸机的类型个体化实施。麻醉中最常使用的方法是"挤压气囊法",也就是在关闭溢气阀后,人为地进行气囊充气使气道压力达到 $30\sim40$ cmH_2O 并维持一段时间(10 s 左右)。这种方法有其局限性,由于气道压力取决于施加在气囊上的压力,因此很难维持在恒定水平,而且控制不好会造成气压伤。

4. 低 FiO_2　近年来,术中 FiO_2 的选择及不同 FiO_2 对患者的影响一直是麻醉学科研究的重要方向,并且存在很大争议。高浓度的氧气可以增加患者的氧分压,提高氧合。但氧气可以产生很多种类活性氧,如超氧阴离子、过氧化氢等,这些活性氧可以破坏内皮细胞,导致内皮功能障碍。长时间暴露在高浓度氧中不仅会增加肺毛细血管通透性、释放炎症介质,还会导致吸收性肺不张,加大气腹对肺功能的影响。因此手术过程中应通过脉搏血氧饱和度和动脉血气等检测指标,在满足患者氧供的情况下,尽量使用低浓度氧($30\%\sim60\%$)。

5. 增大呼吸频率与吸气/呼气比值(I∶E)　为保证氧合,可在降低潮气量后逐渐增加呼吸频率至 $15\sim20$ 次/分,最大可至 35 次/分,但仍需警惕出现严重的高碳酸血症,尽量维持 $PaCO_2\leqslant65$ $mmHg$ 和 $pH\geqslant7.20$。适当增大 I∶E($1∶1.5$ 至 $1∶1$)能降低气道峰压,提高肺顺应性。

6. 具体策略　针对胃肠手术,具体的肺保护性通气策略如下。

机器人腹腔镜胃肠手术需采取头低脚高位。该体位所致腹腔内脏器向胸腔方向移动及腹内压升高的双重作用导致膈肌上移、肺泡扩张受限、气道压力升高、胸腔容积减少等。全身麻醉诱导期间 $85\%\sim90\%$ 的患者在诱导 5 min 内即可出现不同程度的肺不张,采用个体化 PEEP 可有效防止术后肺不张。一项研究在腹腔镜手术的诱导期即采取肺保护性通气策略,可使干预组患者的气道压力、肺内分流率、低氧饱和度的发生率均较采取常规通气策略的对照组患者显著降低,肺顺应性下降程度更小。而对腹腔镜结直肠癌手术患者分别在容量控制通气(volume control ventilation,VCV)、压力控制通气(pressure control ventilation,PCV)两种通气模式上加用 5 cmH_2O PEEP 可改善患者的肺换气功能,且 PCV 联合 PEEP 的通气方式不会显著增加气道压力。此外,可采用压力控制-容量保证通气(PCV-VG)模式,在降低高气道压力导致的潜在气道和肺泡损伤的同时保证肺泡有效通气和换气。因此,推荐对头低位腹腔镜手术的患者术中采用小潮气量通气、适当加快呼吸频率、低 PEEP 并联合应用手法肺复张的肺保护性通气策略。

上腹部腹腔镜手术,如胃癌根治术,多采取头高脚低位,膈肌受重力影响下移,虽可在一定程度上消减气腹对膈肌向头侧移位的影响,但较长时间 CO_2 气腹的建立依然不可避免地导致膈肌上移,胸廓扩张受限,肺顺应性下降。在此类患者中应用小潮气量通气联合手法肺复张的肺保护性通气策略,可降低患者的气道压力及减小患者的呼气末肺容积,改善肺顺应性和氧合,使肺泡-动脉氧分压差显著减低。

老年患者是术后肺部并发症的高危人群,机器人胃肠手术的大部分人群是老年患者。因老年人呼吸系统生理性改变、肺泡间质纤维化成分增多、肺顺应性降低,尤其长期吸烟、慢性阻塞性肺疾病等导致肺功能退化和肺组织质量下降,对老年患者术中如何实施肺保护性通气策略及实施该策略的有效性尚存争议。对老年患者在手术过程中选择通气模式需遵循个体化原则。Serpa 等证实采用 6 mL/kg 的小潮气量通气联合 5 cmH$_2$O PEEP 能够有效改善高龄患者术后低氧血症,降低术后肺部并发症的发生率,同时对高龄患者术中血流动力学无显著影响。然而,目前对于小潮气量的具体大小并无明确界定,一般认为潮气量为 4~8 mL/kg 理想体重为宜。

四、术中及术后镇痛

术后疼痛是机体手术(组织损伤)后的一种反应,包括生理、心理和行为上的一系列反应。术后疼痛虽有警示、制动、有利于创伤愈合等"有利"作用,但其不利影响更值得关注。术后疼痛控制不良会导致并发症增多,对生活质量和功能恢复产生负面影响,也是术后持续疼痛和长期使用阿片类药物的危险因素。机器人手术因为切口小,术后疼痛较传统开放手术轻,尤其是新型的经自然腔道手术。但是患者对微创手术的期待,以及对术后快速恢复的需求,使得其对术后镇痛的要求更高。同时,腹腔镜手术的腹内创面仍然会引起较大程度的术后疼痛,故充分的术后镇痛仍非常重要。有效的多模式镇痛是让患者的应激反应、疼痛强度和遭受的痛苦最小化,以及避免大剂量单药(通常是阿片类药物)的副作用,减少术后胃肠功能障碍。

多模式镇痛也称平衡镇痛,是指联合应用不同镇痛技术或作用机制不同的镇痛药,作用于疼痛传导通路的不同靶点,发挥镇痛的相加或协同作用,可使每种药物的剂量减少、副作用相应减轻。目前多模式镇痛的方案包括多种药物联合或药物联合区域阻滞的方法,机器人手术的镇痛方法包括术中应用多种作用机制药物联合镇痛,术后联合区域阻滞/局部浸润麻醉与非甾体抗炎药/其他镇痛药,具体包括以下几类。

1. 药物治疗

(1)阿片类药物:阿片类药物仍是围手术期镇痛的常用药物,用法包括术中使用阿片类药物,术后静脉滴注阿片类药物持续镇痛以及围手术期口服用药等。其主要通过激动外周和中枢神经系统(脊髓及脑)的阿片受体发挥镇痛作用。目前已证实的阿片受体包括 μ、κ、δ 和孤啡肽四型,其中 μ、κ 和 δ 与术后镇痛关系密切。阿片类药物可分为强阿片类药物和弱阿片类药物。围手术期应用的吗啡、芬太尼、舒芬太尼、瑞芬太尼、羟考酮和氢吗啡酮等均为强阿片类药物,主要用于术中及术后中、重度疼痛的治疗。强效阿片受体激动药镇痛作用强,无封顶效应,使用时应遵循既能达到最大镇痛效果,又能尽量减少围手术期不良反应的原则。

阿片类药物除了阿片受体激动药外,还包括阿片受体激动拮抗药和阿片受体部分激动药,如布托啡诺、地佐辛、喷他佐辛、纳布啡、丁丙诺啡等,主要用于术后中度疼痛的治疗,也可作为多模式镇痛的组成部分辅助用于重度疼痛的治疗。

阿片类药物镇痛强度的相对效价比的换算公式如下:哌替啶 100 mg≈曲马多 100 mg≈吗啡 10 mg≈阿芬太尼 1 mg≈芬太尼 0.1 mg≈舒芬太尼 0.01 mg≈羟考酮 10 mg≈布托啡

诺 2 mg≈地佐辛 10 mg。

然而,阿片类药物相关的副作用(如恶心、呕吐、瘙痒、呼吸抑制、身体及精神依赖、肠麻痹)限制了使用其最佳镇痛剂量,围手术期多模式镇痛的目的之一即为减少阿片类药物的副作用,因其可能导致较差的镇痛体验,并影响术后恢复。另外,有研究发现阿片类药物可能通过血管内皮生长因子受体的反转录激活,导致肿瘤生长、血管生成和远处扩散增强,表明阿片类药物和癌症预后之间存在一定的联系。然而,目前缺乏相关证据,需要更多的前瞻性研究来证实。

(2) 对乙酰氨基酚和非甾体抗炎药(NSAIDs):对乙酰氨基酚单独应用对轻至中度疼痛有效,与阿片类药物或 NSAIDs 联合应用,可发挥镇痛相加或协同作用。常用剂量为每 6 h 口服 6~10 mg/kg,最大剂量不超过 3000 mg/d,联合给药或复方制剂剂量不超过 1500 mg/d,否则可能引起严重肝损伤和急性肾小管坏死。

非选择性 NSAIDs 和选择性 COX-2 抑制剂具有解热、镇痛、抗炎、抗风湿作用,主要作用机制是抑制环氧合酶(cyclooxygenase,COX)和前列腺素(prostaglandin,PG)的合成。其对 COX-1 和 COX-2 作用的选择性是其发挥不同药理作用和引起不良反应的主要原因之一。在我国临床上用于术后镇痛的口服药物主要有布洛芬、双氯芬酸、美洛昔康、塞来昔布和氯诺昔康;注射药物有氟比洛芬酯、帕瑞昔布、酮咯酸、氯诺昔康、双氯芬酸等。

ASA 建议使用选择性 COX-2 抑制剂和非选择性 NSAIDs 作为多模式镇痛用药的一部分。ASA 围手术期疼痛管理临床实践指南中提出,若无禁忌,推荐应用对乙酰氨基酚或 NSAIDs 作为多模式镇痛术后镇痛用药,患者可持续使用选择性 COX-2 抑制剂、非选择性 NSAIDs 或对乙酰氨基酚,以减少阿片类药物的使用。但也要关注此类药物的副作用,非选择性 NSAIDs 可抑制体内所有 PG 类物质的生成,在抑制炎性 PG 发挥解热镇痛抗炎效应的同时,也抑制对生理功能有重要保护作用的 PG,由此可导致血液(血小板)、消化道、肾脏和心血管不良反应,其他不良反应还包括过敏反应及肝损伤等。选择性 COX-2 抑制剂的上述不良反应有不同程度的减轻,但也可能加重心肌缺血。心脏手术患者和有脑卒中风险的患者应相对或绝对禁忌使用选择性 COX-2 抑制剂。

(3) 利多卡因:术中持续静脉注射利多卡因具有较长时间的镇痛效果,可减轻炎症反应、痛觉敏感,并对伤口恢复和认知功能有积极影响。利多卡因的抗炎作用和类阿片作用有助于腹部手术患者的胃肠道功能快速康复。静脉注射利多卡因时需要考虑以下诸多因素以保证患者安全:患者的体重,麻醉药对肝血流的影响,血浆蛋白结合率,药物相互作用等。利多卡因常规剂量:在 10~20 min 单次静脉滴注 1.5 mg/kg 以达到足够的血浆药物浓度,维持剂量为 1.5 mg/(kg・h)。最新的结直肠手术加速康复外科指南强烈推荐静脉注射利多卡因作为多模式镇痛的一部分,以尽量减少阿片类药物的使用。当然也有研究指出患者使用利多卡因并无明确获益,比如在早期疼痛评分、胃肠功能恢复、术后恶心呕吐和阿片类药物消耗量等方面并没有明显改善。

(4) 其他药物:氯胺酮是 NMDA 受体拮抗剂,小剂量即有镇痛作用。无论是单次静脉注射还是持续给药,其不仅能减少阿片类药物用量,还能稳定血流动力学,改善术后疼痛管理。加巴喷丁和普瑞巴林是 α2、δ 受体阻滞剂,术前静脉注射小剂量氯胺酮(0.2~0.5 mg/kg)或口服普瑞巴林(150 mg)、加巴喷丁(900~1200 mg)对术后镇痛和预防中枢或外周敏化形成有重要作用,同时可减少阿片类药物用量。右旋氯胺酮镇痛作用为其消旋体的 2 倍,且困倦、多梦、谵妄、呕吐等不良反应发生率明显低于其消旋体或左旋氯胺酮。

右美托咪定是一种高选择性 α2 受体激动剂,能够激活神经元的 G 蛋白依赖性 K$^+$ 通道,使细胞膜超极化,从而阻断神经元的放电和局部信号转导。右美托咪定具有独特的脊髓和脊髓上镇痛作用。右美托咪定可减少术中 50% 以上的阿片类药物用量。单独应用右美托咪定可为腹腔镜手术提供适宜镇痛。相比可乐定,右美托咪定较少引起低血压,对呼吸影响小,且有较强的支气管扩张作用,可预防寒战,不延长苏醒时间。20 μg 右美托咪定可代替 2 mg 咪达唑仑用于术前抗焦虑。

2. 局部或区域阻滞　主要包括椎管内用药、外周神经阻滞以及局部浸润麻醉三大类型。其镇痛效果确切,全身不良反应轻微,是多模式镇痛中重要的基础镇痛方式;操作技术要求较高,超声引导下可大大提高安全性和准确性。单次注射维持时间不够时,可反复注射,或采用留置导管持续给药的方式。

(1) 硬膜外阻滞:硬膜外使用局部麻醉药,可以明显减少阿片类药物的使用,降低交感应激反应,减少肠麻痹,改善患者满意度。但其所致低血压、神经损伤、感染、穿刺失败等风险,也限制了该项技术的使用。保守估计,椎管内操作相关的死亡或截瘫发生率为 1/5 万,乐观估计为 1/14 万。研究显示,在 707455 例中枢神经阻滞患者中,有 30 例发生了永久性神经损伤;其中 80% 的中枢神经阻滞用于围手术期镇痛。

硬膜外阻滞在开腹手术中的应用较为广泛,然而在一项 2019 年发表的腹腔镜结直肠手术的系统综述中,虽然大多数研究显示硬膜外阻滞可改善术后早期疼痛,但不良反应的发生率、肠功能恢复时间、住院时间在很多研究中是相互矛盾的。

对腹腔镜胃切除术中硬膜外阻滞与静脉注射吗啡进行比较,结果表明,硬膜外阻滞可促进术后肠功能的恢复,但仅限于术后 9 h 内;可减少术后阿片类药物用量,也仅限于术后 6 h 内;住院时间不受镇痛方式的影响。因此相较于开腹手术,在微创胃肠手术中使用硬膜外阻滞的机构越来越少。

(2) 鞘内吗啡注射:吗啡通过鞘内而不是静脉注射具有作用时间延长和药效更好的优势。鞘内吗啡注射与硬膜外阻滞相比,低血压发生率较低,但是吗啡相关并发症如呼吸抑制、瘙痒发生率增高。对于鞘内吗啡注射的最佳剂量尚无共识。Fares 等在大型腹部肿瘤手术中进行的一项小剂量研究比较了鞘内注射吗啡 200 μg、500 μg 和 1000 μg 的效果,结果发现鞘内注射吗啡 1000 μg 在术后 48 h 的疼痛缓解效果更佳,但不良反应没有显著性差异,临床上经常使用鞘内注射吗啡 500 μg,较为安全。然而,鞘内吗啡注射可能提高术后延迟性呼吸抑制发生率,因此需要在给药后加强监测,在 12 h 内每小时观察呼吸频率、氧饱和度和疼痛评分。

(3) 腹横肌平面阻滞:腹横肌平面是一个包含 T_7~L_1 脊神经前支的解剖平面,位于腹内斜肌和腹横肌之间。腹横肌平面阻滞是将局部麻醉药注入腹横肌筋膜间隙产生镇痛作用的神经阻滞方法。临床上腹横肌平面阻滞常用的局部麻醉药有罗哌卡因、布比卡因、左旋布比卡因,均为酰胺类局部麻醉药。浓度建议使用稀释浓度,例如,0.2%~0.25% 罗哌卡因或布比卡因,单次注射量每侧至少为 15 mL。相较于连续输注,间歇注射可能提供更广泛的镇痛作用和更高的成本效益,未来需要进一步研究确定最佳的给药方式。局部麻醉药中添加佐剂可增强腹横肌平面阻滞的镇痛效果,延长阻滞时间,更好地满足多模式镇痛的要求。研究报道,地塞米松、α2 受体激动剂、阿片类药物、脂质体等加入局部麻醉药中可不同程度地延长腹横肌平面阻滞的镇痛时间。

2021 年发表的一项系统综述比较了结直肠手术中硬膜外阻滞与腹横肌平面阻滞,包括

6项随机对照试验。结果显示,腹横肌平面阻滞与胸段硬膜外阻滞在腹腔镜结直肠手术后具有类似的镇痛效果,且前者术后恶心呕吐发生率更低。术前行腹横肌平面阻滞可减少术中麻醉药用量,应尽量在术前行腹横肌平面阻滞。连续腹横肌平面阻滞具有与胸段硬膜外阻滞类似的镇痛效果,不良反应更少。目前还没有研究将腹横肌平面阻滞与鞘内阿片类药物注射进行比较。

(4)腰方肌阻滞:由于腹横肌平面阻滞仅限于腹壁的镇痛,且阻滞平面高度依赖药液在腹横肌筋膜间隙的扩散,因此,神经阻滞专家提出了几种新的区域阻滞技术。腰方肌阻滞主要作用于胸腰筋膜,更加接近脊柱,被认为除了切口痛,对于内脏痛也有一定的抑制作用。一项关于腰方肌阻滞在腹腔镜结直肠手术中作用的研究发现,在疼痛评分或阿片类药物用量方面,腰方肌阻滞并不优于静脉注射利多卡因。

(5)竖脊肌平面阻滞:竖脊肌平面阻滞是 Forero 在 2016 年描述的一种较新的技术。其可以利用解剖将竖脊肌与椎体横突分开,用于单次阻滞或导管放置。推测局部麻醉药沿竖脊肌平面扩散至胸椎旁间隙,作用于脊神经的背侧和腹侧支。一些不充分的研究表明,竖脊肌平面阻滞有躯体和内脏镇痛功能,这与腰方肌阻滞相同。

竖脊肌平面阻滞操作简单,有横突骨性结构作为指引,远离胸膜,临床操作非常安全,且有向椎旁扩散的可能性,因此国内外相关研究较多。2019 年国外一项研究发现,与对照组相比,竖脊肌平面阻滞可明显减轻腹部手术后的疼痛和降低阿片类药物需求。但国内也有其镇痛效果不确切、镇痛范围不明确的报道。

3. 无阿片类药物麻醉(opioid-free anesthesia,OFA)   虽然阿片类药物为多模式镇痛的核心,但目前提倡在有效镇痛的前提下,少用或不用阿片类药物的阿片节俭技术。无阿片类药物被推荐应用于术后镇痛已有 10 余年。基于相同的阿片节俭原则,如何进一步减少术中阿片类药物用量?在临床实践中,一些减少阿片类药物用量的方法或策略逐渐受到关注,进而出现了 OFA。OFA 是一种与催眠药、NMDA 受体拮抗剂、局部麻醉药、抗炎药及 α2 受体激动剂相关的多模式麻醉方法。最早 OFA 关注的是易出现呼吸并发症的减重手术,随后 OFA 被加速康复外科理念所关注。Forget 认为 OFA 可被定义为综合应用不同的阿片节俭技术从而达到术中不用阿片类药物的麻醉方法。Mulier 则将 OFA 与无阿片类药物镇痛区分开来,认为 OFA 是指在术前、术中不用阿片类药物直到患者苏醒为止。无阿片类药物镇痛表示用 OFA 或仅用短效阿片类药物麻醉(术后体内检测不出阿片类药物)的患者,术后不用阿片类药物镇痛。简单的 OFA 定义是在术中不从任何途径(全身、中枢、体腔或组织浸润)给予阿片类药物麻醉的方法。

OFA 的实现依赖于上述非阿片类镇痛药物的联合使用,同时需结合区域阻滞。Estebe 等报道了 2015—2018 年间 311 例腹部大手术行 OFA 方案的病例。开放静脉后持续输注右美托咪定 $1.0 \sim 1.4\ \mu g/(kg \cdot h)$。麻醉诱导采用静脉注射利多卡因 $1.0 \sim 1.5\ mg/kg$、氯胺酮 $0.10 \sim 0.15\ mg/kg$、地塞米松 $0.1\ mg/kg$、丙泊酚和肌松药。麻醉维持采用持续输注利多卡因 $1.0\ mg/(kg \cdot h)$、氯胺酮 $0.1\ mg/(kg \cdot h)$。如患有严重心动过缓,右美托咪定减至 $0.8 \sim 1.0\ \mu g/(kg \cdot h)$,吸入麻醉维持低 MAC(约 0.8MAC)。手术结束前 $30 \sim 50\ min$ 停用右美托咪定和氯胺酮,利多卡因持续使用至出麻醉恢复室。对乙酰氨基酚和奈福泮复合酮洛芬强化镇痛。该 OFA 对腹部大手术患者安全、有效,可较好地控制术中心血管和炎症反应的发生,术后疼痛评分较低。

目前 OFA 的使用仍存在一些争议,其适应证和禁忌证仍不明确,使用范围仍未被正式推荐,但即便如此持异议者也支持围手术期阿片类药物用量最小化,并倡议首先要竭尽全力推广多模式镇痛。

综上所述,机器人腹腔镜手术的疼痛强度较小,区域阻滞可达到与硬膜外阻滞相当的效果,因此在机器人手术中较少使用硬膜外阻滞,术后多采用区域阻滞联合多种非阿片类药物的方法进行多模式镇痛,尽量减少围手术期阿片类药物用量。区域阻滞方法多样,可根据麻醉医生的熟悉程度和手术体位进行选择,非阿片类药物的应用可根据患者的基础疾病和接受程度选择。

五、液体管理

液体治疗作为围手术期治疗的重要组成部分,能够在很大程度上影响手术患者的预后,是很多围手术期指南和路径的重要组成部分。依据中华医学会麻醉学分会发布的《麻醉手术期间液体治疗专家共识》,围手术期液体治疗的目标可描述为维持有效循环血量,保证重要器官和组织的氧供,维持水、电解质和酸碱平衡,维持凝血功能正常、内环境稳定、器官功能正常。

1."开放"还是"限制"　在过去几十年,静脉输注的"最佳点"随着外科手术技术的发展、患者路径如加速康复外科理念发展及术中肾功能保护等而改变。过去认为,腹部手术中的输液量应该包括生理需要量、术前液体丢失量、术中失血量、麻醉后血管扩张量以及第三间隙液体转移量。术中和术后常进行大量的液体输注,大部分患者术后体重(组织再灌注水肿)增加接近 3~6 kg。近些年,"限制性液体治疗"的概念已经得到普及,特别是大范围采用加速康复外科路径后。限制性液体治疗的液体输注量逐渐减少并引入"零平衡"概念,其不对术前液体丢失量、第三间隙液体转移量及麻醉后血管扩张量进行补液,仅对生理需要量及术中失血量进行补充,术中可以通过给予血管活性药物来拮抗麻醉药所引起的外周血管扩张,减轻组织水肿,促进胃肠及肺功能早期恢复,但是同时也可能掩盖血容量不足的临床症状,引起一些并发症的发生。

2018 年发表在《新英格兰医学杂志》上的 RELIEF 研究,比较了大型腹部手术术中及术后 24 h 接受限制性或开放性静脉输液策略的患者,研究结论为在接受大型腹部手术且并发症发生风险较高的患者中,与开放性静脉输液相比,限制性静脉输液与术后 1 年无残疾生存率更高无关。但是,限制性静脉输液与较高的急性肾功能损伤发生率相关。传统输液策略和限制性静脉输液策略似乎都存在问题,输液应该根据不同患者、不同手术类型个体化进行。输液过多或过少都是不良预后的主因,也都会增高非心脏手术患者的术后并发症发生率。

2. 机器人手术中的目标导向液体治疗(goal-directed fluid therapy,GDFT)　机器人手术减少了液体蒸发丢失,也减少了不必要的解剖操作,因此机器人手术中的液体需要量减少了许多,对于"健康"患者来说补液相对容易。但是由于加速康复外科理念的推广,随着中高危患者的增多、手术难度的增加、手术时间的延长,更加精准的 GDFT 理念得到广泛认可。其通过监测血流动力学指标,判断机体对液体的需求,进而采取个体化的补液疗法。观察指标包括传统静态指标如混合静脉血氧饱和度、中心静脉压、肺毛细血管楔压、乳酸水平等,以及功能血流动力学指标如每搏量、每搏量变异度、脉搏压变异度等,用这些指标来评估患者容量反应性,进行滴定式补液。GDFT 可使心脏前负荷、后负荷及血管张力达到最优水平,保证重要脏器的灌注和氧供,所以,GDFT 既避免了开放性静脉输液所致的液体过量,又免除了限制性静脉输液导致的机体低灌注,为机体提供了最合适的液体量。但是由于不同"目标"监测手段的差异,GDFT 研究结果差异较大。

机器人结直肠手术中,极端的头低脚高位可造成眼压升高和腹内压升高、肺顺应性降低、通气压力增大和血流动力学指数变化增加,术后易导致颜面部水肿和气道水肿。因此,《ERAS 中国专家共识暨路径管理专家共识(2018):前列腺癌根治手术部分》中的液体管理部分对该体位提出建议:对"健康"患者采用中度限制输液,对高危患者采用目标导向输液;对极端头低脚高位体位患者应限制输液,但恢复体位后应注意容量补充。注意术中隐匿性失血和心功能变化(高 CVP 并不等同于容量充足),同时根据手术进程、术中液体丢失量、循环灌注情况判断患者的容量情况。

3. 静脉补液的液体选择　补液治疗包括输注晶体液、胶体液或者两者联合使用。晶体液是含有或者不含有葡萄糖的盐溶液,而胶体液含有大分子物质,如蛋白质或多聚糖。胶体液用于维持血浆胶体渗透压,且大部分留在血管内,而晶体液则迅速分布于整个细胞外液中。

术中主要的维持性静脉补充的液体应为等渗、平衡晶体液,即与血浆的电解质和酸碱平衡接近(如乳酸林格液、复方电解质液)。在过去几年,越来越多的观察性证据表明,0.9% 生理盐水不应在大手术中使用,因为它与高氯血症、代谢性酸中毒和急性肾损伤有关。胶体液主要用于补充血管内丢失的液体(如失血性休克),其可更迅速、有效地纠正严重的血管内液体丢失,可在输血前使用。晶体液和胶体液搭配组合用于 GDFT,可维持电解质平衡,纠正体液失衡和异常分布,保证组织器官灌注,防止术后并发症的发生,给患者带来明确益处,值得推荐。

六、体温保护

全身麻醉过程中,机体丧失了调节体温的能力,全身麻醉药呈剂量依赖性地抑制温度调节。另外,经手术切口的水分蒸发、输入室温液体、室温较低均是体温下降的原因。若在手术过程中由于非人工降温的方式导致核心体温下降至 36 ℃以下,即为出现术中低体温。低体温可能引发一系列的生理反应:①导致寒战,显著增加氧耗;②降低机体对 CO_2 的反应;③激活交感神经系统,导致去甲肾上腺素分泌增加,血压升高,可能发生心律失常和心肌缺氧;④降低凝血、免疫功能;⑤导致麻醉药作用时间延长。这些不良事件不仅会降低手术效率,而且会延长患者康复时间,增加患者平均住院天数,影响术后康复以及预后情况。

多项 Meta 分析及随机对照研究显示,在腹部复杂手术中避免低体温可降低伤口感染、心脏并发症的发生率,减少出血和降低输血需求,缩短全身麻醉后苏醒时间。术中应常规监测患者体温直至术后,预防围手术期低体温最有效的方法是积极进行术前保温。进入手术室前使用压力暖风毯预热可以提高患者术前核心体温。术中可通过以下方式维持机体温度:保持温暖的环境、使用压力暖风毯、静脉输入液体加温、腹腔冲洗液加温等。术后进入复苏室后尽快使用压力暖风毯恢复患者体温。

七、术中注意事项

1. 术中低血压和低氧血症　机器人手术过程中,气腹、头低脚高位会使膈肌上移,可能会压迫肺,降低其顺应性,抑制心脏的舒张功能,减少下肢静脉的回心血量,导致有效血容量降低和低血压,这在术前容量不足的患者中尤为突出。对于老年患者,严重的低血压会诱发心排血量减低,影响心肌的灌注,监测心电图 ST 段波形变化能够及时发现心肌缺血。如果不及时处理会产生严重的心血管事件。可以通过使用血管活性药物、容量复苏等方式维持循环功能的稳定。

气腹会增大气道阻力,增加功能残气量,加剧肺通气血流比例失调,严重者会出现低氧血症。此时可以通过提高吸入氧浓度(FiO_2)、呼气末持续正压通气、压力控制通气、降低 CO_2 气腹压力和流量等策略应对。严重者可以暂停手术,等待严重受损的循环功能纠正后再继续手术操作。如果始终不能改善,可以改变手术方式,采用对循环功能影响较小的传统开腹手术。

人工气腹产生的组织积气(如皮下气肿),严重时可能会导致纵隔积气,抑制心脏收缩和降低心排血量,导致低血压。大量 CO_2 进入血液导致的气栓或高碳酸血症,也会引发严重的低血压和低氧血症,这些需要积极处理纠正。机器人手术中低氧血症的常见原因见表4-3-1。

表 4-3-1 机器人手术中低氧血症的常见原因

类　　别	具 体 原 因
患者因素	术前心肺功能不全
	肥胖
术中通气原因	低 FiO_2
	通气不足
通气血流比例失调	支气管插管
	肺不张
	气胸
	肺栓塞
	患者体位改变
心排血量降低	腔静脉压迫
	心律失常
	心肌抑制
	出血
贫血	术前贫血
	术中出血

2. 气管导管移位 机器人手术期间在改变体位和(或)建立 CO_2 气腹后,气管导管的位置可能会出现移动,如膈肌上移导致气管导管滑入一侧主支气管或压迫气管隆嵴,严重者甚至会出现气管损伤。其预防措施是妥善固定好气管导管,准确记录刻度,术中通过监测气道阻力、观察呼气末 CO_2 压力波形以及听诊双肺的呼吸音等手段密切观察是否发生了气管导管移位,避免患者因体位改变导致气管导管位置改变。

3. 反流误吸事件 正常胃排空需 4~8 h,在下列情况下胃排空显著延迟:肥胖、幽门梗阻、高位肠梗阻、焦虑等,即使在进食 24 h 后仍可能为饱胃。此外,肝肾功能不全、甲状腺功能减退、肾上腺功能减退均可导致饱胃。Tokumine 等报道了 1 例 1 型糖尿病患者麻醉诱导后在呼吸道发现 24 h 前所进食的海产品。

　　除了饱胃以外,食管下端括约肌张力下降、咳嗽反应消失,如合并食管裂孔疝、帕金森病、全胃切除术后等的患者发生反流误吸事件的风险也极高。

　　术前充分评估反流误吸风险,遇到上述类型患者一定要做好反流误吸的预防,备好相关设备,充分吸净胃内容物,术前充分去氮给氧联合快诱导,配合头高脚低位等方法可以使反流误吸发生率大大下降。其中术前的充分评估是最为重要的一个步骤。

　　4. 气腹损伤　机器人手术期间的气腹压力多较传统腹腔镜手术的气腹压力高,虽然它有助于更好地暴露手术区域,便于机械臂的操作,但是,随之带来的气腹损伤是不容忽视的威胁和挑战。气腹损伤除了表现为高碳酸血症对循环、呼吸、内分泌等系统的影响外,还表现在气腹的机械压迫对于内脏组织灌注的干扰,气腹导致的皮下气肿、纵隔气肿、心包积气的危害,气腹建立初期针对肠腔血管的穿刺损伤等。

　　(1)气腹所致皮下气肿:建立人工气腹时 CO_2 皮下气肿是最常见的并发症。建立人工气腹时穿刺针没有穿通腹膜进入腹腔,针尖仍停留在腹壁组织中,注入的气体进入腹壁各层之间的空隙,即形成气肿。检查可见腹部局限性隆起,腹部叩诊鼓音不明显,肝浊音界不消失。这类气肿一般不会引起严重的不良后果,亦无需特殊处理,这也是建立人工气腹常用 CO_2 的原因之一。但皮下气肿严重时,可导致人工气腹建立失败,影响手术的进行。CO_2 皮下气肿多由人工气腹建立过程中注气失误造成;也有些导致皮下气肿的情况是难以避免的,如:疝修补或盆腔淋巴结清扫,必须人为造成软组织间的人工空腔,则皮下气肿必然发生;膈肌裂孔修补术中气体可经过纵隔形成头颈部皮下气肿。发生皮下气肿后,CO_2 的吸收速度很快,$PaCO_2$ 显著升高,导致 CO_2 呼出增多,这种情况下调节潮气量往往不能有效地降低 $PaCO_2$,所以术中若出现 $PetCO_2$ 在平台期后再次显著升高而增大潮气量仍不能很快使其恢复者,应怀疑 CO_2 皮下气肿的可能。此时手术体位往往决定了 CO_2 的主要聚集部位,头高位时应及时检查胸颈部,头低位时应及时检查腹股沟和阴囊处。CO_2 的吸收速度也与压力有关,必要时可适当减低气腹压力,以减少 CO_2 吸收。若发生严重 $PaCO_2$ 升高,一般措施不能纠正时,应暂停手术,停止气腹后 $PaCO_2$ 的升高可在短时间内消除。发生 CO_2 皮下气肿者,术终应等待 $PaCO_2$ 恢复正常后再拔除气管导管,但少量的皮下气肿并不是拔管的禁忌证。

　　(2)纵隔气肿、心包积气、气胸:脐带残存结构可能导致腹腔与胸腔、心包腔相通或其间结构薄弱,膈肌裂孔存在或手术撕裂等均可能导致腹腔内 CO_2 进入胸腔、纵隔和心包腔,或腹膜外气肿延至纵隔。纵隔气肿范围大时后果严重,表现为呼吸急促、心脏传导障碍及自发气胸,甚至休克或心搏骤停。若出现无法解释的血流动力学改变及心脏压塞征象,应高度怀疑心包积气的可能。此时,应立即停止手术,穿刺排气。

　　引起气胸的原因除了腹腔气体经过胸腹腔之间的上述薄弱组织而漏入胸腔外,术中为保证通气量而增大通气压力造成的肺大疱破裂也是引起气胸的原因之一。两种类型气胸的表现和处理有一定差别,CO_2 漏入胸腔造成的气胸,CO_2 吸收面积增大,吸收速度显著加快,$PetCO_2$ 明显升高;而肺大疱破裂导致的气胸,$PetCO_2$ 不增高,还有可能减低。这是因为从肺泡进入胸腔的气体是肺泡气,其 CO_2 含量较低,血液不会从中吸收 CO_2。

　　因胸膜吸收 CO_2 的速度很快,在停止充气后,漏入胸腔内的 CO_2 在 $30\sim60$ min 会全部自行吸收,无须行胸腔引流;而肺大疱破裂导致的气胸,胸腔内气体为呼吸的气体,不易被吸收,而且因为肺泡破裂口的存在,会有气体持续进入胸腔,所以应行胸腔闭式引流,单次胸腔抽气可能作用不大。

气胸量较小和压力较低时，对循环功能影响可能不大，低氧血症也不多见；张力性气胸对循环功能的干扰较明显。术中气胸诊断以听诊为主，术者经腹腔镜观察两侧膈肌位置和运动情况的差异也有助于诊断，气胸的确诊一般依靠 X 线检查。发现气胸后，应立即停止氧化亚氮麻醉，调整呼吸机参数以防止缺氧，并与术者保持联系，尽可能减低人工气腹压力。对非肺大疱破裂引起的气胸可行 PEEP，肺大疱破裂引起者禁用 PEEP。

（3）肝肾损伤：对于长时间手术和术前存在肝、肾等重要腹腔脏器功能损伤高危因素的患者，需要关注气腹对这些重要脏器血供的影响，尤其是肾的缺血性损伤。近年来，术后急性肾功能损伤越来越受到临床的重视，其主要病因是手术期间的缺血和（或）再灌注损伤。因此，对于长时间较高压力（20 mmHg）的气腹，需要及时监测并早期预防可能发生的术后急性肾功能损伤。

此外，气腹针的穿刺损伤偶有发生，这与操作者的经验以及患者的低体重有关，如果损伤部位是下腔静脉或腹主动脉，则会危及患者的生命安全。

5. 中枢神经系统损伤　机器人手术由于长时间的人工气腹，加之特殊体位，尤其是过度头低位等因素，可能会导致术中脑血管扩张，脑血流量增加和过度灌注，进而导致颅内压增高。CVP 的快速增高也不利于大脑血液的回流，甚至会发生局部脑氧饱和度降低的现象，这些都会增高术后谵妄、认知功能损伤甚至脑卒中等术后中枢神经系统并发症及术后失明的发生率。对于长时间和特殊体位的机器人手术，建议在脑电麻醉深度监测的同时，监测局部脑氧饱和度。也可以通过超声监测视神经鞘直径来观察颅内压的变化。对于局部脑氧饱和度降低，或视神经鞘直径超过 6 mm 提示颅内压增高的患者，需要积极采取预防措施，如降低气腹压力、降低 CVP、恢复体位、暂停手术等，降低术后中枢神经系统并发症的发生风险。

6. 栓塞事件　由于机器人胃肠手术体位特殊，加之循环的剧烈波动，下肢血流不畅，可能会导致深静脉血栓形成和（或）脱落。对于存在先天性卵圆孔未闭的患者，血栓会播散全身，不但影响脑功能，严重者甚至会发生肺栓塞危及生命安全。在围手术期，乃至术后 20 天内均可以发生血栓形成。预防措施包括下肢使用弹力袜或使用间断的机械压迫装置，促进下肢血液回流，加强监测，对于血栓形成的高危患者预防性使用低分子肝素，术后早期进行被动肢体活动。行经食管超声心动图、$PetCO_2$ 波形监测等都有助于及时发现严重的血栓危害。

机器人手术期间的气栓也有报道。清醒患者可出现呛咳、胸痛，严重时引起呼吸循环障碍，大量气栓可致猝死。以往认为腹腔镜手术中气栓发生率低但后果严重，腹腔镜手术和宫腔镜手术同时进行时气栓发生率增高。早期的研究报道 CO_2 气栓的发生率差别很大，一项纳入近 50 万例腹腔镜手术病例的研究报道气栓发生率约为 0.001%，但也有研究报道为 0.015%，总体死亡率 28%。有学者在腹腔镜全子宫切除术中，采用经食管超声心动图检测右心房和右心室时发现，存在气泡的阳性率达到 100%，不过多数并未引起明显血流动力学改变，仅 2 例出现 $PetCO_2$ 下降超过 2 mmHg。因此可以认为在腹腔镜手术中，分离和离断组织时，少量的高压气体进入静脉系统的现象是普遍存在的，但是由于气体量不大，多无明显临床症状。在一组 403 例侧腹膜外腔镜肾手术中，用经食管超声心动图监测发现气栓 69 例（17.1%），其中小气栓占 13.1%、中等气栓占 3.5%、大气栓占 0.5%。

严重气栓一般发生在人工气腹建立时，多由气腹针误入血管所致，可能误入腹壁血管，也有误穿内脏的可能，尤其在有既往腹腔手术史的患者中。也有报道气栓发生在手术后期。

CO_2 溶解和弥散性能好,且能与血红蛋白、血液碳酸氢盐结合,小气栓能很快消失,这也是气腹常用 CO_2 的原因之一。CO_2 注入血管的致死量约为空气的 5 倍。有人用体重 35 kg 的犬进行实验,静脉注入 CO_2 300 mL 致死,如果类推到人,相当于体重 70 kg 的成人注入 600 mL CO_2 可致死。另有人用体重大于 10 kg 的犬进行实验,静脉注射致死的 CO_2 量相当于对成人注入 1750 mL CO_2。用 1.2 mL/(kg·min) 的速度连续静脉注射 CO_2,可导致 60% 的动物死亡。因多系气体大量注入血管,所以气栓症状凶险,表现为气体存留于腔静脉和右心房导致回心血量减少、循环衰竭。气体可能撑开卵圆孔进入左心,严重时可导致体循环栓塞。气栓常见的支气管痉挛和肺顺应性变化在 CO_2 气栓时少见。

气栓的诊断对及时处理非常关键,少量气栓(0.5 mL/kg 空气)可引起心脏多普勒声音改变和肺动脉压升高,大量气栓(2 mL/kg 空气)可导致心动过速、心律失常、低血压、CVP 升高、心脏听诊有"磨坊"样音、发绀、右心扩大的心电图改变等。虽然经食管超声或胸前多普勒、肺动脉漂浮导管监测对诊断有价值,但这些检查在腹腔镜手术患者中很少常规使用。SpO_2 有助于发现缺氧,$PetCO_2$ 可因肺动脉栓塞、心排血量减少和肺泡无效腔增加而下降,但又可因 CO_2 的吸收而表现为早期升高。经中心静脉导管抽出气体可诊断气栓,但该检查所占比例不高。

气栓的治疗措施:发现气栓后立即停止充气,行气腹放气;采取头低左侧卧位,使气体和泡沫远离右心室出口,减少气体进入肺动脉;停吸氧化亚氮,改用纯氧,以提高氧合并防止气泡扩大;增加通气量以对抗肺泡无效腔增加的影响;循环功能支持;必要时插右心导管或肺动脉导管抽气,已有体外循环用于治疗大量气栓成功的报道,对可疑脑栓塞者建议行高压氧舱治疗。

第四节　麻醉后管理

机器人手术结束后,患者多在麻醉恢复室(postanesthesia care unit,PACU)苏醒,长时间手术及大型手术患者需要在 ICU 观察。由于机器人手术的微创特点,患者期望术后能够尽快恢复,回归家庭和工作。麻醉管理上需要采取多模式麻醉,以避免术后并发症的出现。在 PACU 的管理方面需要重视以下问题。

一、低氧血症和呼吸抑制

低氧血症和呼吸抑制是常见的呼吸系统不良事件,气道梗阻是 PACU 患者发生低氧血症的常见原因。舌后坠、反流误吸、麻醉药的残留作用等均可导致气道梗阻。术后 3 天内的低氧血症与术后 1 年的死亡率增高相关,迅速诊断和干预气道梗阻可减少负压性肺水肿、低氧血症和呼吸道感染的发生。

患者出现低氧血症的机制有吸入气氧分压降低、通气不足(如睡眠呼吸暂停、神经肌肉功能障碍时)、肺通气血流比例异常(如慢性阻塞性肺疾病、哮喘、肺间质病变时)、肺内分流(如肺不张、肺水肿、急性呼吸窘迫综合征、肺炎、气胸时)、弥散障碍(如肺栓塞时)。

低氧血症的处理措施如下。

(1)严格掌握气管拔管指征,降低再插管风险。

(2)评估和消除持续低氧血症的病因,保持气道通畅(如托下颌或插入口咽或鼻咽通气管)。

（3）氧疗。

（4）拮抗阿片类药物导致的呼吸抑制和肌松药残留作用。

（5）呼吸和循环功能支持等治疗。

二、术后呼吸困难

机器人手术气腹压力高,再加上长时间的头低位,可加重头面部组织水肿,气管、声门、舌体也不例外。临床发现患者拔管后再次出现呼吸困难的原因可能是气管和声门或舌体的水肿,严重者需要再次行气管插管。因此,术后出现明显眼周组织肿胀者,可能合并有气道水肿、声门和舌体的肿胀,此时拔管需要小心,可以保留气管导管,在组织水肿消除、患者呼吸功能恢复正常后,方可拔除气管导管。在拔除气管导管前,需要释放导管套囊内的气体,避免加重损伤。

三、术后躁动和谵妄

长时间的机器人手术患者术后躁动和谵妄发生率较高,这是由于手术期间 CO_2 大量溶解在组织内,一时间难以排出。此外,通过过度通气法将 CO_2 快速排出体外,会相对收缩脑血管、降低脑血流量,不利于吸入麻醉药排出体外,这些都是术后躁动和谵妄的发生原因。因此,术后需要通过控制通气或辅助通气,将体内过多的 CO_2 排出体外,也要避免快速过度通气导致的矫枉过正。

术后疼痛,患者对胃管、导尿管或引流管的不适,长时间被动体位,组织受压迫缺血,以及严重的代谢障碍也是引发躁动的重要因素,可以通过使用镇痛镇静药预防和纠正。术后早期拔除导尿管、引流管也是降低术后躁动和谵妄发生率的有效手段。手术结束前或术后在 PACU 给予小剂量的右美托咪定($0.3\sim0.5\ \mu g/kg$)能够发挥预防术后躁动的作用。

对于严重躁动者,需要排除喉头、气道肿胀导致的呼吸困难,以及纵隔气肿、术中气胸导致的肺不张,甚至心包积气等严重并发症。其他的影响因素包括术前焦虑、紧张以及药物(大剂量的中枢抗胆碱药物、吩噻嗪类药物或氯胺酮)的副作用。在排除疼痛及严重代谢障碍的情况下,可间断使用 $0.5\sim1\ mg$ 咪达唑仑镇静。

四、术后出血

术后出血发生率较低,但是由于对血管走行解剖判断的失误,以及目前的机器人手术系统缺乏一定的触觉反馈,因此,有机械臂误伤血管造成大出血的报道。在一定的气腹压力下,小的血管可以暂时受压关闭,当气腹压力解除后,缝合欠佳、未完全封闭的血管会再次出血,此时如果还是采用腹腔镜技术做术后探查,可能会影响对出血点的寻找。有报道指出术后出血的部位多为摄像头、机械臂等器械进入腹膜的部位,因此需要手术医生全程严密止血。在 PACU 也需要严密监测患者的血压,对于严重低血压的患者,需要排除手术部位的出血等并发症,如果发现引流袋内有新鲜血液或手术切口渗出液过多,可以通过床旁超声、诊断性腹腔穿刺、血气分析等即刻确认,严重者需要再次手术。

五、苏醒延迟

苏醒延迟是指全身麻醉后患者不能在预期的时间内恢复意识。常见的原因是麻醉药、镇痛镇静药及肌松药的残留作用。对于麻醉药引起的苏醒延迟可以使用某些药物逆转,如:

氟马西尼通过竞争性抑制苯二氮䓬受体而阻断苯二氮䓬类药物的中枢神经系统作用；纳洛酮（80 μg，成人剂量）可拮抗阿片类药物引起的呼吸抑制；新斯的明可拮抗肌松药的残留作用，但可能导致心动过缓和分泌物增加，可联合阿托品使用；舒更葡萄糖钠可选择性逆转罗库溴铵和维库溴铵的肌松作用。

如拮抗后患者意识仍较差，需排除其他的一些原因，如低体温、明显的代谢紊乱、围手术期脑卒中等。体温低于 33 ℃不仅具有麻醉作用，还会严重抑制中枢神经系统的活动，可使用加温毯升高体温。血气分析及血糖、血清电解质和血红蛋白浓度检测等有助于排除代谢原因。原因不明时应进行头部 CT 检查以分辨是否是颅内疾病引起的苏醒延迟。

六、术后恶心呕吐

尽管目前人们对术后恶心呕吐（postoperative nausea and vomiting，PONV）的了解加深了和新药物的引入取得了重大进展，但估计 PONV 的总发生率仍为 20%～30%。在高危患者中，PONV 发生率可高达 70%～90%，是围手术期极不愉快的经历之一。有许多危险因素使患者易患 PONV。世界卫生组织建立了一个简化的评分系统，只使用了四个风险因素——女性、晕车或 PONV 史、不吸烟和术后阿片类药物的使用。

加速康复外科计划中 PONV 预防和治疗的多模式方法包括使用止吐药和全静脉麻醉，避免使用氧化亚氮（N_2O）也很重要。其他措施如缩短术前禁食时间、补充足量液体以及提高吸入氧浓度等也可能降低 PONV 发生率。采用区域麻醉技术和非甾体抗炎药作为阿片类药物替代策略可能具有间接降低 PONV 发生率的作用。

术中止吐药根据作用部位主要分为五类：第一类，作用于皮质，如苯二氮䓬类；第二类，作用于化学触发带，如吩噻嗪类的氯丙嗪、异丙嗪，丁酰苯类的氟哌利多，$5-HT_3$ 受体拮抗剂昂丹司琼、格拉司琼、托烷司琼等，NK-1 受体拮抗剂阿瑞匹坦；第三类，作用于呕吐中枢，如抗胆碱药东莨菪碱；第四类，作用于内脏传入神经，如 $5-HT_3$ 受体拮抗剂及苯甲酰胺类（如甲氧氯普胺）；第五类，皮质激素类如地塞米松等。根据患者 PONV 的发生风险，对于高危患者，联合应用 2～3 种止吐药和全静脉麻醉最有可能降低 PONV 发生率。

七、PACU 的转出

转出 PACU 之前，患者状态需要达到离开 PACU 的最低标准，通常包括完全清醒，定向力完全恢复，能深呼吸和咳嗽，脉搏、血压等生命体征平稳 30 min 以上，无明显外科并发症等。通常可采用 Steward 苏醒评分表（表 4-4-1）和 Aldrete 评分表（PAR 评分）（表 4-4-2）来判定患者能否转出 PACU。一般 Steward 苏醒评分＞4 分或 Aldrete 评分＞9 分可考虑转出 PACU，同时还需要观察患者有无疼痛、恶心呕吐、寒战等并发症。通常拔管后 30 min 内不可以转出 PACU，尤其是进行肌松拮抗的患者。

表 4-4-1　Steward 苏醒评分表

项　　目	分　　值
清醒程度	
完全清醒	2
对刺激有反应	1
对刺激无反应	0

续表

项　目	分　值
呼吸道通畅程度	
可按吩咐咳嗽	2
可自主维持呼吸道通畅	1
呼吸道需予以支持	0
肢体活动程度	
肢体能做有意识的活动	2
肢体无意识活动	1
肢体无活动	0
得分	

表 4-4-2　Aldrete 评分表

项　目	分　值
活动	
能按指令移动四肢	2
仅能按指令移动两个肢体	1
无法按指令移动肢体	0
呼吸	
可按吩咐咳嗽	2
呼吸困难	1
呼吸暂停	0
循环	
血压波动幅度小于麻醉前血压的 20%	2
血压波动幅度介于麻醉前血压的 21%~49% 之间	1
血压波动幅度大于麻醉前血压的 50%	0
意识	
完全清醒	2
可唤醒	1
无反应	0
脉搏血氧饱和度（SpO_2）	
吸空气时 $SpO_2 \geqslant 92\%$	2
辅助给氧下 $SpO_2 \geqslant 92\%$	1
即使给氧 $SpO_2 < 92\%$	0
得分	

　　对行胃肠手术的患者,在 PACU 内可能会给予阿片类或弱阿片类药物来补救镇痛,在给药后切勿立即转出 PACU,需要在最后一次给药后观察 15~20 min,无呼吸抑制后方可转

出PACU。转出PACU前需要检查各个引流管路是否引流通畅,有无活动性出血、气肿等异常,如有异常需要联系手术医生共同决定患者去向。住院患者达到转出PACU的标准转入普通病房的过程中,需要配备专业人员(麻醉医生或麻醉护士)、监护仪器以及简易呼吸辅助仪器等。

参 考 文 献

［1］ BUTTERWORTH J F,MACKEY D C,WASNICK J D.摩根临床麻醉学(第6版)［M］.王天龙,刘进,熊利泽,译.北京:北京大学医学出版社,2020.

［2］ 邓小明,姚尚龙,于布为,等.现代麻醉学:全2册［M］.5版.北京:人民卫生出版社,2020.

［3］ O'GARA B,TALMOR D. Perioperative lung protective ventilation［J］. BMJ,2018,362:k3030.

［4］ PIRIE K,TRAER E,FINNISS D,et al. Current approaches to acute postoperative pain management after major abdominal surgery:a narrative review and future directions［J］. Br J Anaesth,2022,129(3):378-393.

［5］ CORCIONE A,ANGELINI P,BENCINI L,et al. Joint consensus on abdominal robotic surgery and anesthesia from a task force of the SIAARTI and SIC［J］. Minerva Anestesiol,2018,84(10):1189-1208.

［6］ ACKERMAN R S,COHEN J B,GARCIA GETTING R E,et al. Are you seeing this:the impact of steep Trendelenburg position during robot-assisted laparoscopic radical prostatectomy on intraocular pressure:a brief review of the literature［J］. J Robot Surg,2018,13(1):35-40.

［7］ TAE K,JI Y B,SONG C M,et al. Robotic and endoscopic thyroid surgery:evolution and advances［J］. Clin Exp Otorhinolaryngol,2019,12(1):1-11.

［8］ JEYARAJAH J,AHMAD I,JACOVOU E. Anaesthesia and perioperative care for transoral robotic surgery［J］. ORL J Otorhinolaryngol Relat Spec,2018,80(3-4):125-133.

（田伟千　朱　娟　马宏泽）

第五章 机器人胃肠手术的术中护理配合

第一节 机器人胃肠手术护理配合流程

一、机器人胃癌手术护理配合流程

1. 物品准备 剖腹包1个、中单3包、手术衣6件、器械包1个、胃肠切包、胃肠腔镜特殊器械、碗2个;23号刀片、11号刀片、电刀、长电刀头、吸引器管3根、小纱布2包、7号慕丝线1包、无菌标本袋1个、钛夹3个、外科敷料6个、双套管1根、10 mL注射器、75%乙醇、生理盐水、灭菌注射用水、各型手套;一次性耗材,包括一次性套管1个、Hem-o-lok夹若干、各型吻合器、直线型切割闭合器及钉仓、荷包线2包、Maxon线1包、0/2-0/3-0/4-0八针若干、3-0/4-0倒刺线各2根、各型切口保护套、引流管1根、止血材料若干等。

机器人器械:30°内镜镜头、8 mm套管4个、钝头1个、CADIERE镊2把、ACE手术超声刀1把、机器人保护套(中心立柱无菌套1个、机械臂无菌套4个)、5～8 mm套管密封件4个等。

2. 体位 仰卧位、人字分腿仰卧位。

3. 仪器设备 能量平台、CO_2气腹机、达芬奇机器人Xi手术系统等。

4. 洗手护士配合 具体见表5-1-1。

表 5-1-1 机器人胃癌手术洗手护士配合

手 术 步 骤	手 术 配 合
消毒铺巾	套机器人无菌套,配合常规方法铺单
建立气腹,穿刺孔布置	递11号刀片、巾钳,脐上缘切口置入气腹针,设置气腹压力至13 mmHg,协助主刀医生确定手术区域、进行8 mm套管定位,并递内镜,协助主刀医生置入
建立工作通道	递11号刀片和套管协助一助完成其他4个工作通道(锁骨中线平脐点、腋前线处,左右侧对称)的建立,探查腹腔
智能对接导引	妥善固定无菌台面上的所有器械及物品,协助巡回护士调节手术床(头低脚高位)以及完成智能对接导引(在患者手术车上选择解剖位置为上腹部,患者手术车位置为右侧,长按"DEPLOY FOR DOCKING"按钮)

续表

手 术 步 骤	手 术 配 合
移动至激光标志对准镜孔	保护患者以及无菌区域,协助巡回护士将患者手术车移动至激光标志对准镜孔
目标自动定位	协助一助对接入位内镜镜头机械臂,将内镜指向目标解剖区域(胃),执行目标自动定位
手术机械臂调整,组装器械	协助一助对齐内镜镜头机械臂、对接入位其余的机械臂,调整机械臂之间的距离和与患者的安全距离,装入 CADIERE 镊和 ACE 手术超声刀
连接 CO_2 回收装置	递吸引器管连接辅助孔套管和灭菌注射用水(简易排烟装置)
悬吊肝胃韧带	递荷包线和普通持针器,用 Hem-o-lok 夹固定后,递橡皮蚊钳在体表固定荷包线
游离肿瘤,处理胃网膜、血管及区域淋巴结	递肠钳协助暴露探查,协助主刀医生操作机械臂游离肿瘤、暴露并处理血管时,备"花生米"、长条小纱布、Hem-o-lok 夹、钛夹等,协助主刀医生依次游离胃网膜左动脉、胃网膜右动静脉、胃右动脉、胃左动静脉及相应区域淋巴结
切除肿瘤	递切割闭合器,协助一助由辅助孔进行十二指肠、胃中上 1/3 区交界处切割闭合、离断
标本装袋	递无菌标本袋、7 号慕丝线,协助主刀医生将标本装入标本袋后,套扎袋口,并递 Hem-o-lok 夹,协助一助密闭袋口/向一次性标本袋中装入标本
检查标本	撤除机械臂,递 23 号刀片,协助一助做下腹部小切口,递切口保护套,协助一助取出并检查标本,递 Maxon 线和 0 八针协助一助关闭小切口,再次建立人工气腹、装机
重建消化道	递小纱布 2 块、倒刺线 2 根,协助主刀医生手工吻合消化道,线尾用 Hem-o-lok 夹固定,检查缝合情况,小切口下协助使用吻合器行胃空肠吻合
放置引流	止血完成后,递引流管
撤除机械臂,关闭切口	关闭气腹后,协助一助取出器械和镜头,协助巡回护士撤除患者手术车,递八针关闭其他切口

续表

手 术 步 骤	手 术 配 合
切口镇痛	递 10 mL 注射器,抽取盐酸罗哌卡因注射液 10 mL＋生理盐水 10 mL,协助一助在切口处做皮下注射,用外科敷料覆盖切口

5. 巡回护士配合

（1）按巡回护士操作常规进行操作,同时开机并自检达芬奇机器人 Xi 手术系统,保证仪器设备处于备用状态。

（2）术前访视,介绍手术注意事项以及患者配合要点,全面了解患者情况,评估手术风险。

（3）于患者上肢建立静脉通道,协助麻醉医生麻醉,协助主刀医生正确摆放患者体位,将患者手臂收在身体两侧并固定妥当,调整体位时观察下肢是否受压,及时调整。

（4）正确协助手术医生完成达芬奇机器人 Xi 手术系统装机,术中监督并管理机器人手术系统的正确规范使用。

（5）手术过程中重点关注病情变化、体温保护、物品清点、体位动态评估以及术中标本管理等内容,严格督促手术医生、洗手护士正确执行隔离技术。

（6）术后安全转运及交接。

二、机器人直肠癌手术护理配合流程

1. 物品准备　剖腹包 1 个、中单 3 包、手术衣 6 件、器械包 1 个、胃肠切包、胃肠腔镜特殊器械、碗 2 个;23 号刀片、11 号刀片、电刀、长电刀头、吸引器管 3 根、小纱布 2 包、7 号慕丝线 1 包、无菌标本袋 1 个、钛夹 3 个、外科敷料 6 个、双套管 1 根、10 mL 注射器、75％乙醇、生理盐水、灭菌注射用水、各型手套;一次性耗材,包括一次性套管 1 个、Hem-o-lok 夹若干、各型吻合器、直线型切割闭合器及钉仓、荷包线 2 包、Maxon 线 1 包、0/2-0/3-0/4-0 八针若干、3-0/4-0 倒刺线各 2 根、各型切口保护套、引流管 1 根、止血材料若干等。

机器人器械:30°内镜镜头、8 mm 套管 4 个、钝头 1 个、CADIERE 镊 2 把、ACE 手术超声刀 1 把、永久电钩 1 个、机器人无菌套(中心立柱无菌套 1 个、机械臂无菌套 4 个)、5～8 mm 套管密封件 4 个等。

2. 体位　截石位。

3. 仪器设备　能量平台、CO_2 气腹机、达芬奇机器人 Xi 手术系统等。

4. 洗手护士配合　具体见表 5-1-2。

表 5-1-2　机器人直肠癌手术洗手护士配合

手 术 步 骤	手 术 配 合
消毒铺巾	套机器人无菌套,配合常规方法铺单
建立气腹,穿刺孔布置	递 11 号刀片、巾钳,脐上缘切口置入气腹针,设置气腹压力至 13 mmHg,协助主刀医生确定手术区域、进行 8 mm 套管定位,并递内镜,协助主刀医生置入

手 术 步 骤	手 术 配 合
建立工作通道	递 11 号刀片和套管协助一助完成其他 4 个工作通道（脐与髂前上棘中外 1/3 交点、脐水平锁骨中线交点，左右侧对称）的建立，探查腹腔
智能对接导引	妥善固定无菌台面上的所有器械及物品，协助巡回护士调节手术床（头低脚高位）以及完成智能对接导引（在患者手术车上选择解剖位置为上腹部、患者手术车位置右侧，长按"DEPLOY FOR DOCKING"按钮）
移动至激光标志对准镜孔	保护患者以及无菌区域，协助巡回护士将患者手术车移动至激光标志对准镜孔
目标自动定位	协助一助对接入位内镜镜头机械臂，将内镜指向目标解剖区域（直肠），执行目标自动定位
手术机械臂调整，组装器械	协助一助对齐内镜镜头机械臂、对接入位其余的机械臂，调整机械臂之间的距离和与患者的安全距离，装入 CADIERE 镊和永久电钩
连接 CO_2 回收装置	递吸引器管连接辅助孔套管和灭菌注射用水（简易排烟装置）
悬吊子宫（女性患者）	递荷包线和普通持针器，协助一助固定子宫角，递橡皮蚊钳在体表固定荷包线
游离肿瘤，处理系膜、血管	递肠钳、长条小纱布，协助主刀医生操作机械臂游离肿瘤、系膜，递 Hem-o-lok 夹协助主刀医生处理直肠上动静脉
切除肿瘤	距肿瘤上 10 cm、下 5 cm 处肠管裸化后，递切割闭合器，协助一助在辅助孔离断肿瘤上、下切缘
标本装袋	递无菌标本袋、7 号慕丝线，协助主刀医生将标本装入标本袋后，套扎袋口，并递 Hem-o-lok 夹，协助一助密闭袋口/向一次性标本袋中装入标本
小切口开放，取出并检查标本	撤除机械臂，递 23 号刀片，协助一助做右下腹部小切口，递切口保护套，协助一助取出并检查标本
重建消化道	递肠钳，协助一助拖出闭合的乙状结肠残端，递荷包钳协助一助进行荷包缝合，并打开结肠残端，递吻合器底座； 递 7.5 号手套密封小切口，再次建立人工气腹、装机，递吻合器，配合一助经肛完成直肠-乙状结肠吻合，检查吻合情况； 递 3-0 倒刺线、持针器，协助主刀医生加强缝合吻合口

续表

手 术 步 骤	手 术 配 合
放置引流	止血完成后,递引流管
撤除机械臂	关闭气腹后,协助一助取出器械和镜头,协助巡回护士撤除患者手术车
末端回肠造口,关闭切口	递电刀、超声刀、3-0/4-0 八针,协助一助末端回肠襻式造口; 清点物品无误,递 2-0/0 八针,协助一助关闭其他切口
切口镇痛	递 10 mL 注射器,抽取盐酸罗哌卡因注射液 10 mL＋生理盐水 10 mL, 协助一助在切口处做皮下注射,用外科敷料覆盖切口

5. 巡回护士配合　同上文"机器人胃癌手术护理配合流程"。

三、机器人结肠癌手术护理配合流程(以右半结肠癌为例)

1. 物品准备　剖腹包 1 个、中单 3 包、手术衣 6 件、器械包 1 个、胃肠切包、胃肠腔镜特殊器械、碗 2 个;23 号刀片、11 号刀片、电刀、长电刀头、吸引器管 3 根、小纱布 2 包、7 号慕丝线 1 包、无菌标本袋 1 个、钛夹 3 个、外科敷料 6 个、双套管 1 根、10 mL 注射器、75％乙醇、生理盐水、灭菌注射用水、各型手套;一次性耗材,包括一次性套管 1 个、Hem-o-lok 夹若干、各型吻合器、直线型切割闭合器及钉仓、荷包线 2 包、Maxon 线 1 包、0/2-0/3-0/4-0 八针若干、3-0/4-0 倒刺线各 2 根、各型切口保护套、引流管 1 根、止血材料若干等。

机器人器械:30°内镜镜头、8 mm 套管 4 个、钝头 1 个、CADIERE 镊 2 把、ACE 手术超声刀 1 把、机器人无菌套(中心立柱无菌套 1 个、机械臂无菌套 4 个)、5～8 mm 套管密封件 4 个等。

2. 体位　人字分腿仰卧位。

3. 仪器设备　能量平台、CO_2 气腹机、达芬奇机器人 Xi 手术系统等。

4. 洗手护士配合　具体见表 5-1-3。

表 5-1-3　机器人结肠癌手术洗手护士配合

手 术 步 骤	手 术 配 合
消毒铺巾	套机器人无菌套,配合常规方法铺单
建立气腹,穿刺孔布置	递 11 号刀片、巾钳,脐上缘切口置入气腹针,设置气腹压力至 13 mmHg,协助主刀医生确定手术区域、进行 8 mm 套管定位,并递内镜,协助主刀医生置入
建立工作通道	递 11 号刀片和套管完成其他 4 个工作通道(左上腹、左下腹、右上腹、右下腹近锁骨中线处)的建立,探查腹腔
智能对接导引	妥善固定无菌台面上的所有器械及物品,协助巡回护士调节手术床(头低脚高位)以及完成智能对接导引(在患者手术车上选择解剖位置为上腹部、患者手术车位置右侧,长按"DEPLOY FOR DOCKING"按钮)

续表

手　术　步　骤	手　术　配　合
移动至激光标志对准镜孔	保护患者以及无菌区域,协助巡回护士将患者手术车移动至激光标志对准镜孔
目标自动定位	协助一助对接入位内镜镜头机械臂,将内镜指向目标解剖区域(右半结肠),执行目标自动定位
手术机械臂调整,组装器械	协助一助对齐内镜镜头机械臂、对接入位其余的机械臂,调整机械臂之间的距离和与患者的安全距离,装入 CADIERE 镊和 ACE 手术超声刀
连接 CO_2 回收装置	递吸引器管连接辅助孔套管和灭菌注射用水(简易排烟装置)
游离肿瘤,处理系膜、血管	递肠钳、长条小纱布,协助主刀医生操作机械臂游离肿瘤、系膜,递 Hem-o-lok 夹协助主刀医生处理右结肠动静脉
撤除机械臂	关闭气腹后,协助一助取出器械和镜头,协助巡回护士撤除患者手术车
小切口开放,切除肿瘤	递 23 号刀片、电刀,协助一助做上腹部正中切口,递切口保护套; 递开放肠钳、有钩止血钳、23 号刀片,协助一助在距回盲部 15 cm、横结肠中部右侧切除肿瘤
标本装袋	递弯盘取出标本,递碘伏棉球消毒肠管断端
重建消化道	递荷包钳,协助一助于回肠末端进行荷包缝合,递吻合器底座; 递吻合器,配合一助置入横结肠断端,完成回肠-横结肠端侧吻合,递切割闭合器闭合残端; 递 4-0 倒刺线、持针器,协助主刀医生加强缝合吻合口
冲洗、放置引流	冲洗术野,止血完成后,递引流管
关闭切口	清点物品无误,递 2-0/0 八针,协助一助关闭切口,递皮肤黏合剂黏合表皮
切口镇痛	递 10 mL 注射器,抽取盐酸罗哌卡因注射液 10 mL＋生理盐水 10 mL,协助一助在切口处做皮下注射

5. 巡回护士配合　同上文"机器人胃癌手术护理配合流程"。

第二节　机器人胃肠手术空间与体位管理

一、手术室布局要求

1. 空间要求　因达芬奇机器人手术所需仪器设备较多,加上达芬奇机器人 Xi 手术系统自身体积庞大,为了使患者手术车可以灵活移动,建议手术室面积应该大于 50 m²,长与宽最佳比例为 1∶1,高度应大于 3 m。

2. 基础设施位置布局　为了保证手术配合高效有序、缩短护士传递手术用品和连接仪器设备时的行走距离,避免护士反复移动设备,在布局手术室时需要使药品柜、器械柜、麻醉车、体位柜和工作台的位置与麻醉机、能量平台等保持协调,手术室内的其他设备如恒温箱、控制面板、观片灯的安装位置都要符合人体工程学设计原则,以满足手术实际使用需求(图5-2-1)。

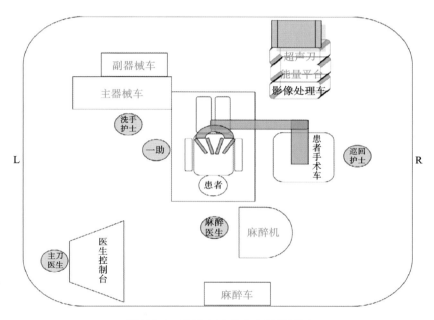

图 5-2-1　机器人手术室布局示意图

3. 移动设备位置要求　虽然达芬奇机器人 Xi 手术系统医生控制台有音频设备,但仍建议将医生控制台与患者手术车放在同一手术室,一般将医生控制台放置于手术室靠墙处的固定位置,有利于主刀医生观察助手在手术台上的情况,同时也方便主刀医生与助手及时沟通。患者手术车可以放在手术床四周任何位置,为确保最大的患者侧接触区,建议将患者手术车放在患者目标解剖部位的同侧并停靠于空间较为宽敞且人员流动较少的区域。影像处理车可灵活摆放,需要确保影像处理车的触摸屏不被遮挡。最佳的摆放位置为患者手术车同侧下方手术床尾,使摄像电缆线能够自由移动。

4. 吊臂显示器安装要求　在手术床头、床尾都应设置显示器,安装时应注意将限位调至较少用的方向,以满足手术需要。

二、机器人胃肠手术的空间管理

1. 机器人胃手术患者手术车的定泊 患者手术车放置于患者头侧,对准患者身体中轴线(使用达芬奇机器人 Xi 手术系统时,患者手术车可以放置于患者身体任意一侧,通过旋转机械臂方向来定位)。主刀医生位于医生控制台,助手(一助)位于患者右侧,两个无菌器械车均位于患者右侧。机械臂位置对准患者上腹部,机器人 3 号机械臂连接 30°内镜镜头,4 号机械臂连接机器人超声刀系统,2 号机械臂连接无创抓钳,1 号机械臂连接有孔双极抓钳(可根据不同医院手术室的布局及主刀医生习惯进行相应的调整)(图 5-2-2)。

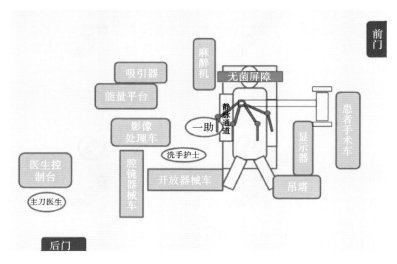

图 5-2-2 机器人胃手术患者手术车的定泊

2. 机器人结直肠手术患者手术车的定泊 患者手术车放置于患者两腿之间,对准患者身体中轴线(使用达芬奇机器人 Xi 手术系统时,患者手术车可以放置于患者身体任意一侧,通过旋转机械臂方向来定位)。主刀医生位于医生控制台,助手(一助)位于患者身体一侧,无菌器械车位于患者左侧。机械臂位置对准患者盆腔。机器人 3 号机械臂连接 30°内镜镜头,2 号机械臂连接无创抓钳,1 号机械臂连接机器人超声刀系统或单极电钩(可根据不同医院手术室的布局及主刀医生习惯进行相应的调整)(图 5-2-3)。

三、机器人胃肠手术体位管理

正确的手术体位摆放是手术成功的重要因素之一,它与术野的显露、手术时间、手术效果以及术后恢复有着密切的关系。随着医学技术的发展,高难度、长时间的机器人手术越来越多,如果不能将患者置于合适的手术体位,不但会影响手术进程,还会导致一些并发症的发生,如深静脉血栓形成、皮肤受损、神经损伤等,给患者造成不必要的痛苦和损伤。因此合理安置患者手术体位应当引起手术室护士的高度重视。

机器人胃肠手术体位的安置应该以《手术室护理实践指南(2023 年版)》(以下简称《指南》)为纲,在普通手术体位安置原则的基础上进行优化,同时考虑机械臂床旁定泊的影响因素,既要达到手术要求,又不能阻碍通道,同时还要方便观察机械臂的移动,避免机械臂对患者的损伤等。由于机器人机械臂对接后患者的手术体位不方便随意改变,在安置手术体位时,要尽量一次性满足体位摆放要求,提高工作效率,确保患者的安全和舒适,避免因体位不

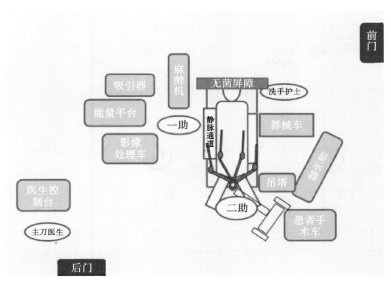

图 5-2-3 机器人结直肠手术患者手术车的定泊

当带来的潜在风险。

1. 机器人胃肠手术体位安置的基本原则 在减轻对患者生理功能影响的前提下,尽可能充分暴露术野,并注意保护患者的隐私,这是手术体位安置的总原则。

(1)满足机械臂定泊需求的同时确保患者手术体位安全:机器人胃肠手术体位安置不仅需要满足暴露术野的要求,还应考虑机械臂定泊与患者手术体位之间的关系,既不能影响通道的操作,又不能造成患者的损伤及机械臂的损坏。在遵循手术体位安置总原则的基础上妥善安置好手术体位,根据机械臂的活动范围和手术需要进行手术体位调整。在摇动手术床之后,需检查机械臂是否对患者造成压迫,及时调整手术体位。切皮前需要和主刀医生再次确认手术体位是否得当,安全无误后方可对接机械臂,开始手术。手术中巡回护士应加强巡视,密切关注机械臂的活动范围,洗手护士也应及时关注手术台上机械臂与患者皮肤之间的距离,提醒主刀医生的手术操作,确保患者的安全。

(2)预防机器人手术的医疗器械相关压力性损伤:机器人胃肠手术由于术式复杂,器械种类繁多,临床上容易出现一些非常规受压部位的压力性损伤。如机器人机械臂的垂直作用力使机体承重部位压力增大,受压组织发生缺氧,最终形成缺血再灌注损伤而导致医疗器械相关压力性损伤。因此,在临床工作中,除了遵循《指南》的标准进行常规预防外,还应着重关注机器人手术相关压力性损伤的风险因素。

①术前评估:除了《指南》中常规风险因素的评估外,还应着重关注手术体位与机器人机械臂之间的位置关系,手术中手术体位变化可能带来的相关压力性损伤的发生风险。

②体位管理:在遵循《指南》中常规安置手术体位原则的基础上,还应该做到以下几点:安置手术体位后,检查患者皮肤,避免皮肤受到直接压迫;内收手臂时,将输液管、三通用纱布或软垫等物品包裹保护,避免直接接触患者皮肤;体位架与骨隆突处接触部位应用软垫保护,尽量避免器械、体位架等直接对皮肤施压。手术过程中,机械臂一旦与患者对接,就不能再做任何手术体位调整,所以手术前应与主刀医生充分协商,尽量采用一个手术体位完成手术,避免反复定位对接,从而缩短手术时间。避免过度牵拉患者,以免造成肢体损伤。手术

过程中注意保护患者头面部,避免机械臂摆动撞击而造成误伤。手术结束后先安全撤除机械臂,再将患者从手术床安全平移至转运床,以防患者受伤。

③患者头面部及眼睛的保护:由于手术过程中麻醉医生的大部分操作在患者头侧,所以手术前应注意患者头部需要预留足够的空间,方便麻醉医生的操作。在手术过程中,应做好患者眼睛的保护,避免并发症的发生,确保患者围手术期的安全。

2. 机器人胃肠手术体位安置的方法

(1)仰卧位安置方法:仰卧位是最基础的手术体位,是将患者头部放置于软枕上,两手臂自然伸开或放置于身体两侧,两腿自然伸直的一种体位。根据手术部位及手术方式的不同,需要摆放各种特殊的仰卧位,包括头(颈)后仰卧位、头低脚高仰卧位、头高脚低仰卧位、人字分腿仰卧位等。以下以机器人胃癌手术为例,着重介绍头高脚低人字分腿仰卧位。

头高脚低人字分腿仰卧位(适用于胃、肝、脾、胰等上腹部机器人手术):在一般仰卧位的基础上,将患者头部向上抬高15°～30°,使双脚低于头部,双腿分开一定的角度,以方便主刀医生操作的一种体位。它常用于上腹部的手术。其利用重力作用使肠管远离术中操作区域,可更好地暴露手术部位,有效避免了肠道损伤的发生。此种手术体位对患者的生理干扰较小,回心血量减少,心脏负荷降低。

具体摆放方法:麻醉前让患者移至合适位置,使患者骶尾部超出手术床背板与腿板折叠处一定距离。在一般仰卧位的基础上,根据手术部位调节手术床至适宜的倾斜角度,一般头高脚低15°～30°,保持手术部位处于高位。调节手术床腿板,使患者两腿分开。足部可放置足托,防止躯体下滑。左倾或右倾15°～20°,部分机器人手术倾斜的角度可达30°～40°。

(2)截石位安置方法(适用于机器人结直肠手术):患者仰卧,两腿放置于腿架上,臀部移至床边,最大限度地暴露会阴部。

具体摆放方法:使患者仰卧,在近髋关节平面放置截石位腿架;将患者手臂自然放置于其身体两侧,妥善固定,用约束带固定下肢;放下手术床腿板,臀部下方垫啫喱软垫,减轻局部压力,同时相应抬高臀部,便于手术操作。两腿外展小于90°,大腿前屈角度根据手术需要而改变,尽量平手术床平面,以防止机械臂压迫患者下肢;当需要安置头低脚高位时,加用肩托,以防患者向头部滑动。截石位腿架上放置啫喱软垫,保护患者肢体,防止神经损伤。

3. 机器人胃肠手术体位管理的注意事项

(1)机器人胃手术体位管理:手术体位为人字分腿仰卧位,头高脚低,并且需要将手术床倾斜,因此要在患者的足部放置足托,并妥善固定四肢,防止因为重力作用导致患者出现滑落风险;同时还应关注长时间的头高脚低位对下肢静脉血液回流的影响。

①在对接机械臂前、中、后,巡回护士均应评估手术体位是否安全,防止机器人底座挤压患者肢体,还应防止机械臂在摆动过程中碰撞患者身体。

②由于患者手术车停泊于患者头侧,手术前应协同麻醉医生将麻醉机移动至患者头侧前方,手术中避免造成术野污染。巡回护士应注意对患者进行头面部保护,可以在面部上方放置麻醉管理架,或者以无菌布单将患者与麻醉区域隔开。同时应加强患者眼部及耳郭的保护,避免受压。

③尽量缩短头高脚低位的维持时间,降低深静脉血栓形成的风险。手术前综合评估手术时间和手术体位,如果头高脚低角度大于30°,持续时间超过2 h,应采取相应的干预措施。

④手术中巡回护士应密切关注患者的血压,由于患者处于头高脚低位,如果血压过低则

不利于脑灌注,因此应避免低血压的发生。

⑤手术完成后,及时将手术床调回至水平位置,减轻静脉血液淤积情况。

⑥消化道重建时,需要暂时撤离患者手术车,巡回护士应该将患者手术车机械臂暂时收拢,并移至人员走动较少且不易污染的位置。

（2）机器人结直肠手术体位管理:手术体位为截石位,头低脚高 15°～30°,建立气腹后,由于麻醉状态下患者肌肉处于松弛状态,失去自主控制力,手术中容易因重力作用或其他因素发生体位滑脱。因此需要在患者肩部放肩托,并妥善固定四肢,防止因重力作用导致患者出现滑脱风险,还需密切关注长时间头低脚高位带来的其他相关风险。

①在对接机械臂的前、中、后,巡回护士均应评估手术体位是否安全,防止机器人底座挤压患者肢体,也应防止机械臂在摆动过程中碰撞患者身体。

②注意保护患者头面部,尤其注意眼睛的保护,防止头低脚高位导致的眼周压力过高而形成损伤,降低眼部并发症的发生风险。

③对接机械臂之前应将患者手术体位安置完成,避免机械臂对接后再次变换手术体位。

④头低脚高角度一般控制在 15°～30°,头板调高约 15°。建议在直视确认术野及操作空间的情况下,调节至可接受的最小头低脚高角度。

⑤手术进行 60 min 后,眼压可达到围手术期峰值,应尽量缩短头低脚高位的维持时间。当头低脚高角度大于 30°,持续时间超过 2 h 时,应采取相应的干预措施。

⑥手术完成后,及时将手术床调回至水平位置,减轻头面颈部血液淤积情况,降低风险。

第三节　机器人胃肠手术装备操作与管理

一、达芬奇机器人 Xi 手术系统操作

（一）达芬奇机器人 Xi 手术系统概述

达芬奇机器人 Xi 手术系统主要用于以微创方法进行的复杂手术,包含一个医生控制台、一个患者手术车(床旁机械臂系统)和一个影像处理车(三维成像系统),并与内镜、达芬奇机器人 Xi EndoWrist 器械和附件配合使用。

（1）医生控制台(图 5-3-1(a)):主刀医生坐在医生控制台旁,通过操控两个手动控制器(主控制器)和一套脚踏板来控制器械和内镜的所有动作。主刀医生通过三维(3D)观察窗观察内镜图像,该观察窗提供患者解剖部位和仪器的视图以及其他用户功能界面。

（2）患者手术车(图 5-3-1(b)):患者手术车位于手术室台面旁,包含根据患者解剖部位定位的 4 条机械臂。内镜附接到任何机械臂上,提供患者解剖部位的高清 3D 视图。吊杆是一个可调旋转支撑结构,可将机械臂移至适应患者解剖部位和患者手术体位的位置。通过中心立柱向上或向下移动吊杆,以调整手术系统的高度。患者手术车的主要功能是在主刀医生的控制下使用 4 条机械臂固定并移动器械和内镜。

（3）影像处理车(图 5-3-1(c)):由光源、3D 内镜、摄像头、摄像机控制单元、显示屏、中央核心部件组成,是达芬奇机器人 Xi 手术系统的中央图像处理系统口。内镜主要由镜体、基座连接线缆及接头组成,其功能是从手术部位获取高清的 3D 视频,并通过影像处理平台显示在医生控制台的 3D 观察窗以及影像处理平台的触摸屏上,该触摸屏可用于查看内镜图像和调整系统设置。

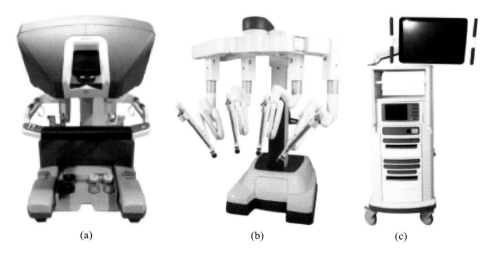

(a)   (b)   (c)

图 5-3-1　达芬奇机器人 Xi 手术系统

(a)医生控制台；(b)患者手术车；(c)影像处理车

　　主刀医生通过医生控制台远程控制 4 条机械臂，机械臂具有 7 个自由度，通过主刀医生操控可完全重现人手动作。影像处理车可为主刀医生提供放大 10～15 倍的高清 3D 立体图像，具有真正的 3D 景深和高分辨率，增强了主刀医生对手术的精准把握能力。同时，达芬奇 Xi 机器人手术系统还具有震颤过滤、动作比例设定和动作指标化等功能，从而可显著提高手术操作的稳定性、精确性和安全性。

（二）达芬奇机器人 Xi 手术系统操作流程

1. 开机操作流程

（1）电源连接：首次使用时，应提前 14 h 将患者手术车连接到插座上，对备用电源进行完全充电。一旦投入使用，必须保证每天 24 h 不间断充电。任何系统组件均不应使用接线板。

（2）系统电缆连接：系统电缆长 20 m，应始终保持与影像处理车相连。系统连接完毕、启动后，在完全关闭前，不可拔下系统电缆插头。因其缆芯为光纤，应避免踩踏、过度弯曲，盘旋时最小安全弯曲半径为 2.54 cm。

（3）患者手术车启动：如果机械臂在测试期间撞到物品，使用器械或端口离合按钮使机械臂移动，远离障碍物。只要临床可行，应尽量在启动系统时移除器械。

（4）医生控制台启动：主刀医生通过操控手动控制器（主控制器）和脚踏板来控制器械和内镜。在程序启动期间，不可将任何物品置于 3D 观察窗内。不可启动任何系统控制器，包括离合按钮、脚踏板等。

2. 系统定泊操作流程

（1）医生控制台定位：主刀医生可使用医生控制台任意一侧的手柄移动医生控制台至指定位置。定位完毕后，应锁定医生控制台。

（2）患者手术车定位：宜由 2 人移动患者手术车，确保不触碰任何物体。若未通电，应使用空档移动。

（3）影像处理车定位：移动影像处理车前应收好触摸屏，关好后门。应将其与患者手术车充分靠近，以确保摄像机电缆自由移动。

3. 无菌屏障建立操作流程

（1）铺单原则：为机械臂铺单时，应先中间再两边，即先铺中心立柱，再铺 2 号和 3 号机械臂，最后铺 1 号和 4 号机械臂，以防污染。巡回护士应用离合按钮移动每个伸直的机械臂，以提供充足的操作空间。完成对某个机械臂的铺单后，洗手护士应立即将其升至高处，避开未铺单的机械臂，以防污染。

（2）铺单操作流程：应严格按照说明书要求执行正确的铺单操作。①中心立柱：洗手护士定位无菌套，使无菌套卡朝上，松开第一个塔扣，部分展开无菌套，使柔性带成 90°角，将无菌套卡保留在无菌套袖套内并拿起无菌套，将无菌套卡上的金属盘连接到立柱磁性插口中，调整立柱周围无菌套，观察立柱图像显示为蓝色。②机械臂：洗手护士展开无菌套，使手贴纸朝向天花板，无菌带朝上，向上展开剩余无菌套，以露出机械臂夹，并使器械无菌转接头朝向天花板，沿无菌套袖套抓住并拔下塔扣，双手放置于 6 点钟和 12 点钟位置，沿机械臂展开无菌套，并将无菌套袖套内部的两个金属盘同时连接到机械臂上的磁性插口中，连接器械无菌转接头并确保内嵌入铺单的无菌转接头与机械臂正确啮合，最后将柔性带弯曲成"U"形，以形成一条清晰的器械插入路径。巡回护士应全程协助洗手护士进行铺单，铺单完毕，巡回护士应提醒团队成员，避免污染或损坏。

4. 患者手术车操作流程

（1）在患者手术车控制舵上选择手术工作区的解剖位置，选择患者手术车的位置后，长按"Deploy for Docking"（智能对接导引）按钮，至移动吊杆自动完成旋转到达合适的起始位置（图 5-3-2）。

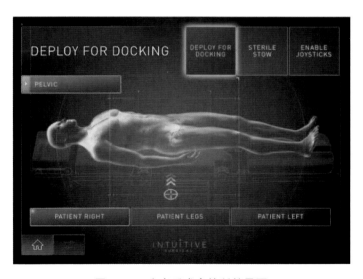

图 5-3-2　患者手术车控制舵界面

（2）握住控制舵把手、按下驱动启动开关并缓慢推动患者手术车至手术台，使激光标志至距离初始内镜穿刺孔 5 cm 范围内，定位患者手术车。

（3）手术过程中确保各机械臂均有足够的移动空间，既不触压患者，又在助手视野范围内。

（4）若器械与机械臂或机械臂与患者之间存在碰撞,应先解决碰撞问题,再继续手术。

（5）系统定位后,套管应位于患者体内,各机械臂与套管对接后,禁止手术床发生任何移动。必须移动时,应先拆除系统再移动,然后重新对接系统。

5. 手术器械装卸操作流程

（1）机械臂与套管对接（图 5-3-3）：

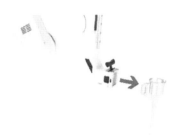

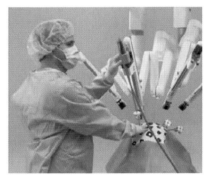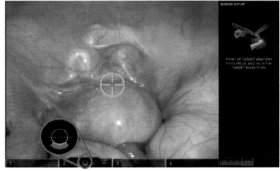

图 5-3-3　机械臂与套管对接

①内镜镜头应轻拿轻放,避免摔落导致损坏或功能障碍,电缆不可过度弯曲和扭结,使用前应检查功能及完整性。

②对接内镜镜头机械臂：将内镜镜头机械臂与内镜穿刺孔套管对接,插入内镜并旋转至"水平"位置。

③检查机械臂周围空间与无菌区域,协助主刀医生将内镜指向目标解剖区域,并执行目标自动定位操作,直至倒计时提示音结束且吊杆运动停止。

④对接其余机械臂与相应的穿刺孔套管,检查并手动微调机械臂,使各机械臂之间以及机械臂与患者之间保持约一拳的安全距离。

（2）器械的安装与更换：

①器械安装：

a. 严格按照说明书操作,检查器械是否有折断、裂开、破碎或磨损,以及性能情况,如有异常则应停止使用该器械。

b. 将器械端头插入套管,端尾对接入机械臂（图 5-3-4）,防止器械端头戳破无菌套。

c. 按下机械臂离合按钮至离合灯处于闪烁状态,在镜头直视下人工插入器械至指定位置后,按下机械臂离合按钮至离合灯处于常亮状态,插入完成。

d. 同上述方法插入其他机械臂器械,进入下一步操作之前,应确保医生控制台视图中

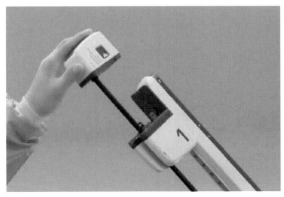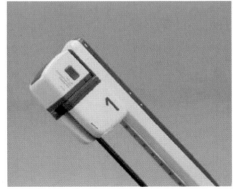

图 5-3-4 端尾对接入机械臂

可见所有已安装的器械,防止造成意外伤害。器械移出套管且不再离合前,医生控制台操作医生不能控制器械。

②器械更换:严格按照说明书操作,更换患者手术车器械时应确保医生已准备好。术中更换机械臂器械时,应与主刀医生确认需要更换的器械,主刀医生打开器械钳口、伸直机械臂、远离组织后,助手才能在镜头直视下拔出器械,否则切勿拔出。器械释放套件用于系统出现故障、医生控制台无法控制时,这时可人工移除器械。切勿再次使用经器械释放套件打开过的器械,避免器械发生严重故障或伤害患者。

(3)系统分离与撤机:

①手术结束后,参照器械更换流程,将所有器械依次从机械臂上拔出,最后取下内镜镜头。

②分离穿刺孔套管与机械臂,并将机械臂抬高收拢。

③确保机械臂不会触及患者及任何物品后,巡回护士将患者手术车撤出无菌区。

④展开机械臂,去除无菌套,再将各机械臂所有关节折叠至储存位,置于固定处。

⑤按下系统"Power"(电源)按钮,将系统关机后,规范缠绕并放置系统电缆,撤离影像处理车至固定位。

二、达芬奇机器人 Xi 手术系统常用器械与处理

(一)概述

机器人手术器械与腔镜手术器械类似,目前达芬奇机器人 Xi 手术系统的可重复使用器械种类约 50 种,直径分别为 5 mm、8 mm 和 12 mm。每种器械都有唯一的编码和机身码,以便在后续使用中对器械进行管理和追溯。按其构造,所有机器人手术器械均不可拆分。根据器械通电类别,可分为可重复使用器械(包括单极器械、双极器械、超声能量器械等)和不可通电类器械;根据功能,可分为抓持类、分离类、切割类、持针器类、冲洗吸引类、施夹钳类、穿刺器类及特殊器械类器械等。

达芬奇机器人手术系统所使用的 EndoWrist 器械,其远端端头的关节设计模仿了人类手腕结构。每种器械都用于执行特定的手术任务,如抓取、缝合或组织处理等。

1. 器械壳体　器械壳体用于结合器械无菌转接头,包含以下部件(图 5-3-5)。

(1)释放按钮:两个释放按钮,壳体两侧各一个,用于将器械与器械无菌转接头分开以便移除。

(2)冲洗口:两个冲洗口,用于器械再处理。

(3)圆盘:圆盘连接到器械腕,转化由医生控制台手动控制器(主控制器)做出的动作。

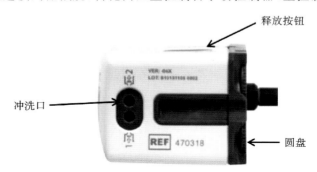

图 5-3-5　器械壳体

2. 轴　轴穿过套管并由医生控制台手动控制器(主控制器)进行旋转。

3. 器械腕　节状器械腕提供宽广的移动范围。

4. 端头　器械的末端执行器(如抓紧器、烧灼钩、刀片)。

5. 夹钳释放套筒　此为手动手柄释放机制。

6. 最多使用次数指示灯　最多使用次数指示灯可在器械达到最多使用次数时改变颜色(图 5-3-6)。

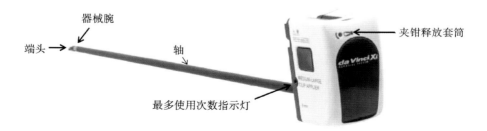

图 5-3-6　机器人手术器械主要组成部件

（二）可重复使用器械的种类及用途

1. 单极器械　单极器械是机器人手术的常规通用器械,一般用于组织的分离和抓持,通过单极导线与电刀主机进行连接。单极器械的有效电极尖端可以产生高频、高压电流,在与组织接触时对组织进行加热,实现对组织的分离和凝闭,从而对组织进行离断和止血。单极器械常用于妇科、泌尿外科和普外科手术。

2. 双极器械　双极器械通过双极导线与电刀主机进行连接,当钳头抓住组织时形成电流回路,使组织细胞脱水而凝固,从而达到止血目的。其主要用于组织的电凝、抓持、分离及剪切,比单极器械更安全。

3. 持针器　持针器是手术中用于把持缝针并缝合组织的器械。

4. 施夹钳　施夹钳是手术中常用于夹闭血管或其他管路的器械。施夹钳分不同材质和不同型号。

5. 抓持类器械　抓持类器械主要用于分离、抓持、翻转、牵拉等直接接触组织的操作。为了抓持不同的组织,进行不同目的的操作,器械前段设计有不同的弧度和工作齿,甚至有一些仿生的设计,如鸭嘴钳、海豚嘴抓钳、鼠齿钳、鳄鱼齿抓钳等。

6. 手术剪　手术剪用于离断组织、剪切缝线和血管牵引带等。

7. 专科手术器械　专科手术器械是根据专科手术的特点和需求而设计的专用器械。

8. 超声能量器械　超声能量器械即超声刀,是一种高频电外科设备,主要用于组织的切割与血管闭合等操作,具有出血少、对周围组织损伤小的优点。它作用于人体组织可起到切割与凝闭的作用,不会引起组织干燥、灼伤等副作用,刀头工作时也没有电流通过人体。

（三）库存器械管理

EndoWrist 器械编程为使用预定次数。该功能确保了 EndoWrist 器械在整个使用寿命期间保持可靠和一致的性能。首次被安装后,每由医生控制台控制操作一次,系统将为该器械计数一次,即减少剩余使用次数一次。如果安装的器械未被医生控制台控制,则可移除而不减少剩余使用次数。

当处于最后一次使用次数的器械被用于手术时,系统将显示以下消息:手术后器械将过期。该器械在当前手术期间可用,但不可用于新手术。当达到最多使用次数时,最多使用次数指示灯将改变颜色(图 5-3-7)。

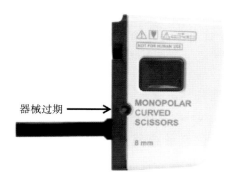

图 5-3-7　最多使用次数指示灯显示器械过期

在影像处理车触摸屏上,触摸"Settings"(设置)选项卡可以显示器械剩余使用次数摘要。器械过期后,将自动被停用且无法继续使用。

（四）液体泄漏预防措施

EndoWrist 器械的设计使得在手术期间,可以根据手术要求将其水平或向上倾斜定位。与任何内镜器械一样,此类位置可以使血液或其他液体通过器械轴流向器械的近端。

EndoWrist 器械的设计特点决定了它能阻止此类性质的液体流动,最大限度地减少液体在器械近端的泄漏。如果在手术期间,观察到血液或其他液体从器械漏出流至机械臂套或无菌转接头,可以按照下列步骤进行操作。

（1）将器械从机械臂上移除,并竖直(端头向下),使液体排出。

（2）插入任何其他器械之前,应将无菌转接头和机械臂套上的所有液体彻底擦除。

（3）手术后,在重新使用器械前,应按照再处理说明用户手册中的清洁说明,将器械彻底清洁干净。

（五）手术器械的消毒与灭菌流程

1. 器械及附件预处理

（1）移除附件：包括一次性使用附件，如端头封盖、密封件（套管）、Single-Site 接口（硅酮）及异径管；可重复使用的附件，如 Single-Site 吸引冲洗器管路、Single-Site 吸引冲洗器管路转接头、器械释放套件、Hasson 锥体、闭孔器及套管。

（2）检查最多使用次数指示灯：最多使用次数指示灯在器械达到最多使用次数时变为红色。器械过期后，无法继续使用，应根据医院制度进行处置。

（3）擦拭：使用软布擦掉器械上的所有残留污垢。

（4）灌注和湿润：手术后立即开始，以防止干燥。如果在手术室内灌注和湿润步骤于 60 min 内不能进行，则于 60 min 内在供应室开始灌注和湿润。

（5）运输至供应室。

2. 内镜预处理

（1）清洁并安装接头盖：使用消毒湿巾或喷有消毒剂的布擦拭接头端和接头盖的内表面以清洁接头；使接头盖完全干燥；将接头盖放在接头上并拧紧螺丝，切勿拧得过紧。

（2）擦拭：使用软布擦掉内镜上的所有残留污垢。

（3）灌注和湿润：手术后立即开始，以防止干燥。如果在手术室内灌注和湿润步骤于 60 min 内不能进行，则于 60 min 内在供应室开始灌注和湿润。

（4）包装塑料/不锈钢托盘：如果有接头盖，请确认其与接头连接牢固；将内镜放在合适托盘的指定位置；按托盘图示盘绕电缆；将托盘的接头放在正确位置，紧固接头；将盖子放于托盘上，并确保电缆没有受到挤压，锁定盖栓。

（5）运输至供应室：处理和运输时应谨慎小心，使用合适的内镜托盘以保护端头，否则会导致内镜损坏。

三、达芬奇机器人 Xi 手术系统常见故障及处理

1. 移除器械时系统故障或医生控制台无法控制器械的处理　手动释放夹钳：如果该器械正在抓持组织，器械释放套件所包含的夹钳释放扳手可使患者侧的操作者手动释放夹钳。若要手动释放器械夹钳，应该在可视化手术部位的同时按下列步骤进行操作。

（1）找到器械释放套件。

（2）按下医生控制台右侧的"Emergency Stop"（紧急停止）按钮。

（3）将扳手的平直长端插入器械的夹钳释放套筒中，推压以确保扳手与安全套接合。一旦接合，轻微旋转扳手时会感受到少许阻力。

（4）逆时针转动扳手（大约 1/4 转）打开器械夹钳。支持器械托架，以防止器械的意外推进。

（5）在内镜或直视情况下，验证夹钳没有抓紧组织。

（6）一旦组织被夹钳释放，从器械上取下扳手。

（7）挤压器械壳体两侧的释放按钮并将器械移除。

（8）在触摸屏或触摸板上操作进行系统恢复和故障修复，或根据需要重新启动系统。禁止再次使用该器械。

2. 患者手术车电动马达驱动（手术车驱动）故障（图 5-3-8）的处理　使用手动操作功能移动患者手术车。具体操作步骤如下。

（1）在患者手术车基座上，向内推盖板使其解锁，然后向下拉并打开盖板以打开罩板（图 5-3-9）。

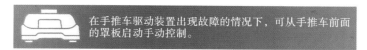

图 5-3-8　手术车驱动故障标签

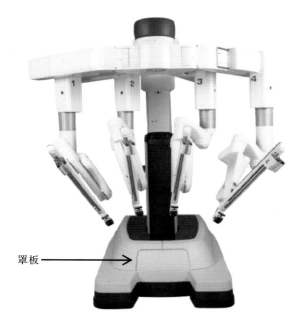

图 5-3-9　打开罩板

（2）患者手术车罩板的内部会出现一个标签（图 5-3-10）。该标签注明了手动操作患者手术车的说明。

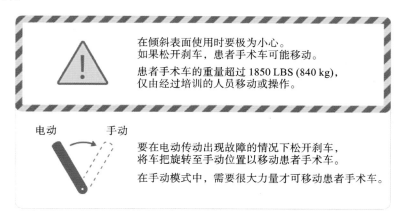

图 5-3-10　手动操作患者手术车说明标签

（3）将控制杆移动到手动位置。

（4）由两个人手动搬运或放置患者手术车。

（5）如要使患者手术车驱动恢复供电，将控制杆移回电动位置。

（6）一旦不再需要手动控制，则务必立即将控制杆移回电动位置。在控制杆处于手动位置的情况下，系统无法进入跟随模式。

3. 意外移动的处理　当机械臂制动器过载时，会造成意外移动。多种因素可能导致出现这种情况，包括对患者施加过大的力以及患者手术车组件（机械臂、附近的物体）的碰撞。如果系统检测到意外的装配连接件移动，相关装配连接件的机械臂 LED 指示灯将呈琥珀色，屏幕也显示消息。要清除此类错误，请按下该机械臂的通道离合按钮。该操作也可消除可能施加在患者身上的任何过度的力。

4. 系统电源问题的处理　当达芬奇机器人 Xi 手术系统或单个组件（医生控制台、患者手术车及影像处理车）无法正常供电时，或者无法进入自动且受控的关机程序时，系统可能会出现异常行为。如电源连接故障可能会造成供电问题，或者某一系统组件过热可能会导致断电问题。当出现系统电源问题时，应该按下列步骤进行排查及处理。

（1）检查交流电源连接：

①确认医生控制台、患者手术车和影像处理车的电源线均正确连接至专用的交流电源插座。

②确认医生控制台、患者手术车和影像处理车上的电源开关置于开启位置。这些开关位于各组件的背面（图 5-3-11）。

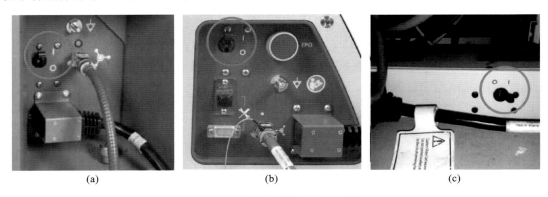

（a）　　　　　　　　　　（b）　　　　　　　　　　（c）

图 5-3-11　各组件电源开关位置

（a）医生控制台；（b）患者手术车；（c）影像处理车

③务必确保患者手术车上的"紧急断电"（EPO）按钮未被按下（图 5-3-12）。一旦已被按下，则需要再次按下以重置被按下的 EPO 按钮。

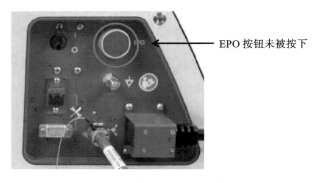

EPO 按钮未被按下

图 5-3-12　确认 EPO 按钮未被按下

④检查影像处理车上的电源连接,确认各组件(内镜控制器、视频处理器和核心设备)的电源开关正确置于开启位置。这些组件不得在任何时候关闭或断开。确认各组件的电源线均连接至影像处理车的电源板上。

(2)检查电缆连接:检查并确保患者手术车、医生控制台和核心设备之间的蓝色光纤电缆连接正确。

(3)系统硬关闭及重启:按下"Power"(电源)按钮后,如果整个系统、医生控制台、患者手术车或影像处理车的任一组件无法正常供电,首先如上所述检查交流电源连接。如果所有交流电源连接正常,则按以下步骤进行操作。

①将每个交流电源开关拨到关闭位置,断开影像处理车和医生控制台的交流电源。

②在患者手术车上,按下 EPO 按钮断开所有电源;该按钮将保持按入状态。

③等待 2 s 后,再次按下 EPO 按钮复位;该按钮将弹回并处于完全弹起的就绪位置。

④开启影像处理车和医生控制台交流电源开关。

⑤确认患者手术车的交流电源开关处于开启位置。30 s 后,所有三个系统组件均返回到默认待机模式,"Power"(电源)按钮指示灯均亮起琥珀色的光。

⑥按下医生控制台、患者手术车或影像处理车上的"Power"(电源)按钮以正常启动系统。

5. 系统重新启动问题的处理

(1)从自动高温关机状态重新启动:如果组件或子系统在正常运行模式(相对于维护模式)过热,系统会进入自动的可控关机程序,即自动启动 60 s 的关机程序。此时,不要中断关机程序。关机程序完成后,所有三个系统组件的"Power"(电源)按钮指示灯都亮起琥珀色的光,表明系统处于其默认待机(睡眠)模式。要从自动高温关机状态重新启动系统,应按以下步骤进行操作。

①等待 5 min,以使过热的系统组件冷却。

②解决可能导致系统过热的问题。如:确保所有通风系统罩有足够的通风量;将可能阻碍气流进出系统罩的物体移开等。

③从待机模式重新启动系统:按下任一系统组件的"Power"(电源)按钮。启动期间,"Power"(电源)按钮指示灯与正常情况相同,闪烁蓝色的光;启动完成后,指示灯常亮蓝色的光(图 5-3-13)。

(2)从单个电源冷却模式重新启动:如果单独运行的单个系统组件过热导致自动关机,则需要按下"Power"(电源)按钮三次,以使该系统组件回到正常运行状态。该情况被称为"冷却模式",系统组件在该模式下从过热状态冷却。

①第一次按下"Power"(电源)按钮没有任何明显效果。

②第二次按下"Power"(电源)按钮可使系统组件返回到待机(睡眠)模式,"Power"(电源)按钮指示灯将亮起琥珀色的光。

③第三次按下"Power"(电源)按钮可正常启动系统组件。

6. 系统故障、可恢复性故障及不可恢复性故障的处理

(1)发生故障时,系统将确定该故障属于可恢复性故障还是不可恢复性故障,同时采取以下措施。

①锁定患者手术车所有机械臂。在此状态下,患者手术车离合按钮正常工作,但器械的移动略微困难;在离合模式下,器械无法脱离。

"Power"（电源）按钮指示灯颜色	定　　义
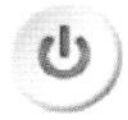 灰色（未亮起）	组件未连接至交流电源
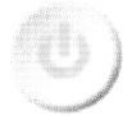 琥珀色（棕黄色未亮起）	组件处于待机（睡眠）模式
闪烁琥珀色	倒计时，进入待机（睡眠）模式 加电顺序
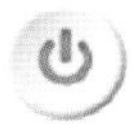 蓝色	组件已通电

图 5-3-13　"Power"（电源）按钮指示灯不同颜色定义

②发出一连串错误提示音。

③显示器显示描述错误的文本消息。

④如果故障特定于某个机械臂，系统将显示错误图标，该机械臂的 LED 指示灯将亮起琥珀色或红色的光。

⑤如果故障不特定于某个机械臂，所有机械臂的 LED 指示灯将亮起琥珀色或红色的光。

（2）可恢复性故障的处理：如果故障是可恢复的，可以通过按下触摸板或触摸屏上的"Recover Fault"（故障恢复）按钮来忽略故障。报警静音，系统在几秒后恢复。在使用"Recover Fault"（故障恢复）按钮之前，应该彻底查清故障原因。忽略故障而不了解其原因可能导致患者手术车机械臂失控移动（最多 2 cm），或导致手动控制器失控移动（最多 5 cm）。

（3）不可恢复性故障的处理：如果故障不可恢复，则必须重新启动系统。系统将显示如下消息："不可恢复性故障：××××、重新启动系统以继续"。如果在手术期间出现不可恢复性故障，可重新启动系统而无须从患者身上拆下器械和内镜。具体方法如下。

①按下任何系统组件的"Power"（电源）按钮关闭系统，无须拆下器械或内镜。系统关机需要几秒的时间。完成后，所有系统组件的"Power"（电源）按钮指示灯都将亮起琥珀色的光，表示系统处于待机（睡眠）模式并可随时重新启动。

②按下任何系统组件的"Power"（电源）按钮，重新启动系统。

（4）禁用机械臂、手动控制器（主控制器）或吊杆：如果出现某个机械臂特有的错误，达芬奇机器人 Xi 手术系统允许禁用该机械臂或手动控制器。该功能允许操作者使用患者手术车剩余的机械臂完成手术，系统会在触摸板或触摸屏上显示禁用机械臂选项。禁用该机械臂后，操作者在下一次启动电源之前无法重新启用该机械臂。

（5）电池电量不足：如果患者手术车备用电池电量不足，手术车驱动功能则被禁用。必须等待备用电池充电后方可使用手术车驱动功能。

（6）系统无响应：如果系统无响应，或者无法正常工作，应该按照以下操作排除故障。

①检查屏幕上的显示信息,查看系统是否正在执行操作(如下载器械数据或执行内镜自动校准等)。

②按下患者手术车舵柄或医生控制台上的"Emergency Stop"(紧急停止)按钮。

③按下触摸板或触摸屏上的"Recover Fault"(故障恢复)按钮,并确认系统正常工作。

④如果问题依然存在,则进行以下操作:按下影像处理车、患者手术车或医生控制台任一系统组件的"Power"(电源)按钮重新启动系统。如果系统无法重新启动,则需要进行"硬关闭及重启",然后按下任一系统组件的"Power"(电源)按钮以正常启动系统。

参 考 文 献

［1］ 中华护理学会手术室护理专业委员会.手术室护理实践指南(2023 年版)［M］.北京:人民卫生出版社,2023.

［2］ 赵体玉,王维,龚仁蓉,等.达芬奇机器人手术系统安全使用与维护专家共识［J］.护理学杂志,2023,38(15):51-55.

［3］ 冯青阳,许剑民.机器人结直肠癌手术中国专家共识(2020 版)解读［J］.临床外科杂志,2021,29(5):405-408.

［4］ 中国研究型医院学会机器人与腹腔镜外科专业委员会,中国抗癌协会胃癌专业委员会.机器人胃癌手术中国专家共识(2021 版)［J］.中华消化外科杂志,2022,21(1):1-9.

［5］ 侯晓敏,殷彬燕.现代机器人手术护理学［M］.北京:清华大学出版社,2021.

［6］ 李雪静.机器人手术系统的发展及护理管理策略［J］.护理学杂志,2016,31(4):108-112.

［7］ 邹华.不同头低位角度对妇科腹腔镜手术患者眼压的影响［J］.临床护理杂志,2018,17(5):50-52.

（肖　蕾　吴延华　沈　媛　陆　宇）

第六章 ERAS 理念下的围手术期处理

　　手术是治疗外科疾病的主要方法之一,但同时也会对患者造成新的创伤,因此完善的围手术期处理是确保手术顺利、术后康复的关键措施之一。外科医生需掌握患者的术前一般准备和特殊准备,术后常规处理措施;熟悉患者术后各种并发症的表现及防治原则;了解患者术后常见不适及处理措施。

　　围手术期是指从决定手术治疗时起,到与本次手术有关的治疗基本结束为止的一段时间。其包括术前、术中和术后三个阶段。围手术期处理(perioperative management)的目的是为患者手术顺利做准备并促进患者术后尽快康复。基于循证医学证据的加速康复外科(enhanced recovery after surgery,ERAS)就是通过术前、术中和术后一系列的优化措施,减少手术患者生理及心理的创伤应激,达到快速康复目的的全新围手术期理念。加速康复外科是 20 世纪外科重要的进展之一,也是 21 世纪外科领域重要的发展方向。

第一节　术前准备

一、手术按缓急程度分类

　　患者的术前准备与疾病的轻重缓急、手术范围的大小有密切关系。按照手术的时限性,外科手术可分为三种:①急症手术(emergency operation),如:外伤性肠破裂,需在最短时间内进行必要的准备后立即手术;在胸腹腔内大血管破裂等病情十分急迫的情况下,必须争分夺秒地进行急症手术。术前准备应及时、突出重点,以免延误手术时机。②限期手术(confined operation),例如各种恶性肿瘤根治术,手术时间虽可选择,但不宜延迟过久,应在尽可能短的时间内做好术前准备。③择期手术(selective operation),即可在较长的时期内选择手术时机而不影响治疗效果,例如良性肿瘤切除术及腹股沟疝修补术等,可在进行充分的术前准备后选择合适时机进行手术。

二、对患者手术耐受力的评判

　　术前,要对患者的全身情况有足够的了解,查出可能影响整个病程的各种潜在因素,包括心理和营养状态,心、肺、肝、肾、内分泌、血液以及免疫系统功能等。因此,必须详细询问病史,全面进行体格检查,除了常规的实验室检查外,还需要进行一些涉及重要器官功能的检查,评估患者的手术耐受力,如发现问题,应在术前予以纠正,术中和术后加以防治。手术耐受力可分为以下两类:①耐受力良好,即身体状况良好或较好,重要脏器功能正常,或功能处于代偿状态,且外科病变局限或对全身影响较小。这类患者只需进行一般准备便可施行手术。②耐受力不良,即全身情况欠佳,重要脏器有器质性病变,其功能濒于失代偿或已失代偿,外科疾病对全身影响较大。这类患者除进行一般准备外,还需要做相关的特殊准备,才能施行手术,从而降低手术的危险性。

三、一般准备

1. 心理准备　患者术前难免有恐惧、紧张及焦虑等情绪,或对手术及预后有多种顾虑。医务人员应从关怀、鼓励角度出发,就病情、施行手术的必要性及可能取得的效果,手术的危险性及可能发生的并发症,术后恢复过程和预后,以及清醒状态下施行手术因体位造成的不适等,以恰当的言语和安慰的口气对患者做适度的解释,使患者能以积极的心态配合手术和术后治疗。同时,也应就疾病的诊断,手术的必要性及手术方式,术中和术后可能出现的不良反应、并发症及意外情况,术后治疗及预后估计等方面,向患者家属做详细介绍和解释,取得他们的信任和同意,协助做好患者的心理准备工作,配合整个治疗过程顺利进行。应履行书面知情同意手续,包括手术、麻醉的知情同意书及输血治疗同意书等,由患者本人或其法定代理人签署。为挽救生命而需紧急手术时,若患者家属未赶到,须在病史中记录清楚,并上报医务处等相关部门备案。

2. 生理准备　这是对患者生理状态的调整,使患者能在较好的状态下安全度过手术和术后的治疗过程。

(1)为术后变化而进行的适应性锻炼:包括指导患者术前练习在床上大小便,教会患者正确的咳嗽和咳痰方法。嘱患者于术前 2～4 周停止吸烟。

(2)输血和补液:对施行三、四级手术者,术前应做好血型鉴定和交叉配血试验,备好一定数量的血液制品。对有水、电解质及酸碱平衡失调和贫血、低蛋白血症的患者应在术前予以纠正。

(3)预防感染:术前应采取多种措施增强患者的体质,预防感染。如:及时处理龋齿或已发现的感染灶;患者在术前不与罹患感染性疾病者接触等。严格遵循无菌原则,手术操作轻柔,减少组织损伤等是防止术野感染的重要环节。下列情况需要预防性应用抗生素:①涉及感染灶或切口接近感染区域的手术;②胃肠道手术;③操作时间长、创伤大的手术;④开放性创伤,创面已污染或有广泛软组织损伤,受伤至实施清创的间隔时间较长,或清创所需时间较长以及难以彻底清创的手术;⑤肿瘤手术;⑥涉及大血管的手术;⑦需要植入人工制品的手术;⑧脏器移植手术。预防性应用抗生素的用药方法:应在术前 0.5～2 h 或麻醉开始时首次给药;手术时间超过 3 h 或失血量大于 1500 mL,术中可给予第二剂;总预防用药时间一般不超过 24 h,个别情况可延长至 48 h。

(4)胃肠道准备:按照加速康复外科围手术期处理理念,术前禁食 6～8 h、禁饮 2 h,不常规放置鼻胃管减压,只在必要时行胃肠减压,如幽门梗阻的患者。如果施行的是结直肠手术,可酌情在术前 1 天及手术当天清晨行清洁灌肠或结肠灌洗。

(5)其他:如发现患者有与疾病无关的体温升高,或女性月经来潮等情况,应延期手术。进入手术室前,患者应排尽尿液;预估手术时间长,或为盆腔手术,应留置导尿管,使膀胱处于空虚状态。由于疾病原因或手术需要,可在麻醉前放置胃管。如果患者有活动性义齿,术前应取下,以免麻醉或手术过程中义齿脱落而造成误咽或误吸。

四、特殊准备

除了要做好上述一般准备外,还需根据患者的具体情况,做好多方面的特殊准备。

1. 营养不良　营养不良的患者常伴有低蛋白血症,往往与贫血、血容量减少同时存在,使患者耐受失血、低血容量的能力降低。低蛋白血症可引起组织水肿,影响愈合。因病所致体重下降超过 20％的患者,不仅死亡率上升,术后感染率也会增高 3 倍,因此术前应尽可能予以纠正。如果患者存在下列情况之一,则需要给予 10～14 天的术前营养支持治疗:体重指数(BMI)小于 18.5 kg/m²;体重在半年内下降 10％;进食量在 1 周内下降到原始量的50％;白蛋白测定值低于 30 g/L。

2. 脑血管疾病　围手术期脑卒中不常见(发生率一般低于 1％,心脏手术中为 2％～5％)。80％发生在术后,多因低血压、心房颤动的心源性栓塞所致。危险因素包括高龄、高血压、冠状动脉疾病、糖尿病和吸烟等。对无症状的颈动脉杂音、近期有短暂脑缺血发作史的患者,应进一步检查与治疗。近期有脑卒中史者,择期手术应至少推迟 2 周,最好推迟6 周。

3. 心血管疾病　高血压者应继续服用降压药,避免戒断综合征。患者血压在 160/100mmHg 以下,可不必做特殊准备。血压过高(180/100 mmHg 以上)者,术前应选用合适的降压药,使血压平稳在一定水平,但不必强制要求降至正常水平后才做手术。对原有高血压病史,进入手术室后血压急骤升高者,应与麻醉医生共同处理,根据病情和手术性质,决定实施或延期手术。

对伴有心脏疾病的患者,手术死亡率明显高于无心脏疾病者。有时甚至需要外科医生、麻醉医生和内科医生共同对心脏危险因素进行评估和处理。常用 Goldman 心脏危险指数量化心源性死亡的危险性和危及生命的并发症(表 6-1-1)。对年龄≥40 岁、接受非心脏手术的患者,心源性死亡的危险性和危及生命的并发症的发生率随总得分的增加而升高:0～5分,危险性<1％;6～12 分,危险性为 7％;13～25 分,危险性为 13％(死亡率为 2％);≥26分,危险性为 78％(死亡率为 56％)。Goldman 心脏危险指数的优点是半数以上的因素是可以控制的,如充血性心力衰竭得到纠正可减 11 分、心肌梗死延期手术可减 10 分等。

表 6-1-1　Goldman 心脏危险指数

临床所见	得分/分
第二心音奔马律或静脉压升高	11
近 6 个月内发作心肌梗死	10
任何心电图示室性期前收缩大于 5 次/分	7
最近的心电图示非窦性节律或房性期前收缩	7
年龄>70 岁	5
急症手术	4
胸腔、腹腔、主动脉手术	3
显著主动脉瓣狭窄	3
总体健康状况差	3

4. 肺功能障碍　术后肺部并发症发生率和死亡率仅次于心血管疾病而居第二位。有肺病史或预期行肺切除术、食管或纵隔肿瘤切除术者,术前尤应对肺功能进行评估。危险因

素包括慢性阻塞性肺疾病、吸烟、高龄、肥胖、急性呼吸系统感染等。无效咳嗽和呼吸道反射减弱，会造成术后分泌物潴留，增加细菌侵入和肺炎的易感性。胸部 X 线检查可以鉴别肺实质病变或胸膜腔异常；红细胞增多症可能提示慢性低氧血症；$PaO_2 < 60$ mmHg 和 $PaCO_2 > 45$ mmHg 时，围手术期肺部并发症发生率可能增高。对高危患者，术前肺功能检查具有重要意义，第 1 秒用力呼气量（forced expiratory volume in one second，FEV_1）小于 2 L 时，可能发生呼吸困难，FEV_1 占用力肺活量百分率小于 50%，提示肺重度功能不全，可能需要术后机械通气和特殊监护。

术前 2～4 周应停止吸烟。术前鼓励患者进行呼吸训练，增加功能残气量，可以减少肺部并发症的发生。急性呼吸系统感染者，择期手术应推迟至治愈后 1～2 周；如为急症手术，需加用抗生素，尽可能避免吸入麻醉。阻塞性呼吸道疾病者围手术期应用支气管扩张药；喘息正在发作者，择期手术应推迟。

5. 肾疾病　麻醉、手术创伤都会加重肾的负担。急性肾衰竭的危险因素包括术前血尿素氮和肌酐水平升高、充血性心力衰竭、高龄、术中低血压、脓毒症、使用肾毒性药物（如氨基糖苷类抗生素和放射性造影剂）等。实验室检查血钠、钾、钙、磷、尿素氮、肌酐等，对评价肾功能很有帮助。术前准备时应最大限度地改善肾功能，如果需要透析，应在计划手术 24 h 以内进行。若合并其他肾衰竭的危险因素，则选择肾毒性药物，如氨基糖苷类抗生素、非甾体抗炎药和麻醉剂时都应特别慎重。与外科有关的急性肾衰竭的病因几乎都是肾前性的，如腹泻、呕吐、低血压、脓毒症，或其他原因引起有效循环血容量减少。及时纠正肾前性病因，恰当地补充钠与水，能预防或减轻急性肾衰竭的严重程度。

6. 糖尿病　糖尿病患者在整个围手术期都处于应激状态，其并发症发生率和死亡率较无糖尿病者高 50%。糖尿病影响切口愈合，患者感染并发症增多，常伴发无症状的冠状动脉疾病。对糖尿病患者的术前评估包括糖尿病慢性并发症（如心血管疾病、肾疾病）和血糖控制情况，并做相应处理：①仅以饮食控制病情者，术前不必做特殊准备。②口服降糖药的患者，应继续服用至手术的前一天晚上；如果服用长效降糖药（如氯磺丙脲），应在术前 2～3 天停服。禁食患者静脉输注葡萄糖加胰岛素维持血糖轻度升高状态（血糖为 5.6～11.2 mmol/L）较为适宜。③平时应用胰岛素者，术前应以葡萄糖和胰岛素维持正常糖代谢。在手术当天清晨停用胰岛素。④伴有酮症酸中毒的患者，需接受急症手术，应当尽可能纠正酸中毒、血容量不足、电解质紊乱（特别是低钾血症）。糖尿病患者术中应根据血糖监测结果，静脉滴注胰岛素控制血糖。

7. 凝血功能障碍　常规凝血试验阳性率低，靠凝血酶原时间（prothrombin time，PT）、活化部分凝血活酶时间（activated partial thromboplastin time，APTT）及血小板计数，识别严重凝血功能异常的阳性率也仅为 0.2%，所以仔细询问病史和进行体格检查显得尤为重要。病史中询问患者及其家族成员有无出血和血栓栓塞史；是否曾输血，有无出血倾向的表现，如手术和月经期间有无严重出血，是否易发生皮下瘀斑、鼻出血或牙龈出血等；是否同时存在肝肾疾病；有无导致营养不良的饮食习惯，过量饮酒，服用阿司匹林、非甾体抗炎药或降血脂药（可能导致维生素 K 缺乏），进行抗凝治疗（如心房颤动、静脉血栓栓塞、心脏机械瓣膜置换术后服用华法林）等。体格检查时应注意皮肤黏膜出血点（紫癜）、脾大或其他全身疾病征象。术前 10 天停用抗血小板药噻氯匹定和氯吡格雷，术前 7 天停用阿司匹林，术前 2～3 天停用非甾体抗炎药。如果临床确定有凝血功能障碍，择期手术前应做相应的处理。当血小板计数小于 $50 \times 10^9/L$ 时，建议输血小板；行大手术或涉及血管部位手术的患者，应保持

血小板计数达 $75 \times 10^9/L$；行神经系统手术的患者，血小板计数应不小于 $100 \times 10^9/L$。对脾大和免疫引起的血小板破坏，输血小板难以奏效，不建议常规预防性输血小板。紧急情况下，对药物引起的血小板功能障碍，可输血小板。冷沉淀能促进血小板聚集和黏附，可减少尿毒症患者的失血。对于需要行抗凝治疗的患者，术前处理较为复杂，这涉及权衡术中出血和术后血栓形成的利与弊。对血友病患者的围手术期相关处理，常需请血液病医生协助。

8. 下肢深静脉血栓形成的预防　由于静脉血栓形成有一定发生率和死亡率，因此凡是大手术时应预防这一并发症的发生。围手术期发生静脉血栓形成的危险因素包括：年龄＞40 岁，肥胖，有血栓形成病史，静脉曲张，吸烟，大手术（特别是盆腔/泌尿外科、下肢和恶性肿瘤手术），长时间全身麻醉和血液学异常（如抗凝血酶Ⅲ缺乏、血纤维蛋白原异常、C 反应蛋白缺乏、血小板增多症等）等。血栓形成常发生在下肢深静脉，一旦血栓脱落可导致致命的肺动脉栓塞。为此，有静脉血栓形成危险因素者，应预防性使用低分子肝素、间断气袋加压下肢和口服华法林（近期曾接受神经外科手术或有胃肠道出血的患者慎用）。对于高危患者，可联合应用多种方法抗凝，这对预防静脉血栓形成有积极意义。

第二节　术后处理

术后处理是围手术期处理的一个重要阶段，是连接术前准备、手术与术后康复的桥梁。术后处理得当，能使手术应激反应减轻到最低限度。

一、术后常规处理

1. 术后医嘱　这一医疗文件的内容包括诊断、施行的手术、监测方法和治疗措施，如镇痛、抗生素应用、切口护理及静脉输液，各种管道、引流物等的处理。

2. 监测　术后多数患者可返回原病房，对需要监护的患者可以送入外科重症监护病房。常规监测生命体征，包括体温、脉搏、血压、呼吸频率，记录每小时（或数小时）尿量及出入量。对有心、肺疾病或有心肌梗死危险的患者应予无创或有创中心静脉压监测、肺动脉楔压及心电监护，采用经皮血氧饱和度监测仪动态观察动脉血氧饱和度。

3. 静脉输液　长时间手术过程中，经术野有大量不显性液体丢失，术中广泛解剖和组织创伤又使大量液体重新分布到第三间隙，因此患者术后应接受足够量的静脉输液直至恢复进食。术后输液的量、成分和输注速度，取决于手术类型及时间、患者器官功能状态和疾病严重程度等。肠梗阻、小肠坏死、肠穿孔等患者，术后 24 h 内需补给较多的晶体液。但输液过量又可以导致肺水肿、充血性心力衰竭和胃肠道水肿等并发症；休克和脓毒症患者由于液体自血管外渗至组织间隙，会出现全身水肿，此时估计恰当的输液量显得十分重要。

4. 引流管　引流的方式、吸引的压力、灌洗液及灌洗次数、引流的部位及护理方式也应写进术后医嘱。要经常检查放置的引流管有无阻塞、扭曲等情况，换药时要注意将引流管妥善固定，以防落入体内或脱出，并应记录引流物的量和性质，它有可能提示有无出血或瘘等并发症的发生。

二、卧位与活动

1. 卧位　术后应根据麻醉方式及患者的全身状况、术式、疾病的性质等选择体位，使患者处于既舒适又便于活动的体位。全身麻醉尚未清醒的患者除非有禁忌证，均应仰卧，头转向一侧,直到清醒,使口腔内分泌物或呕吐物易于流出,避免误吸入气管。蛛网膜下腔阻滞的患者,应仰卧或取头低卧位 12 h,以防止因脑脊液外漏致头痛。全身麻醉清醒后、蛛网膜下腔阻滞 12 h 后,以及硬膜外阻滞、局部麻醉等患者,可根据手术情况选择体位。

施行颅脑手术后,如无休克或昏迷,可取 15°～30°头高脚低斜坡卧位。施行颈胸部手术后,多采用高半坐卧位,以便于呼吸及有效引流。施行腹部手术后,多取低半坐卧位或斜坡卧位,以减小腹壁张力。施行脊柱或臀部手术后,可采用俯卧位或仰卧位。腹腔内有污染的患者,在病情许可情况下,尽早改为半坐卧位或头高脚低位,以便于体位引流。休克患者,应取下肢抬高 15°～20°、头部和躯干抬高 20°～30°的特殊体位。肥胖患者可取侧卧位,以利于呼吸和静脉回流。

2. 活动 术后如果镇痛效果良好,原则上患者应该早期进行床上活动,争取在短期内下床活动(患者术后如无明显不适,手术当天便可在床上活动或下床活动)。进行早期活动有利于增加肺活量,减少肺部并发症,改善全身血液循环,促进切口愈合,降低因静脉血流缓慢并发深静脉血栓形成的发生率。此外,术后早期活动尚有利于肠道蠕动和膀胱收缩功能的恢复,从而减少腹胀和尿潴留的发生。有休克、心力衰竭、严重感染、出血、极度衰弱等情况,以及施行过有特殊固定、制动要求手术的患者,则不宜进行早期活动。

早期下床活动,应根据患者的耐受程度,逐步增加活动量。在患者已清醒、麻醉作用消失后,应鼓励其在床上活动,如做深呼吸、四肢主动活动及间歇翻身等,足趾和踝关节伸屈活动,下肢肌松弛和收缩的交替运动,以利于促进静脉回流。痰多者,应定时咳痰,患者可坐在床沿,做深呼吸和咳嗽。如床上活动没有明显的不适和障碍,可在医务人员和家属陪同下下床活动,具体活动量根据患者自身体能决定。

三、术后常见不适及处理

1. 疼痛 麻醉作用消失后,切口受到刺激时会出现疼痛。术后疼痛可引起呼吸和循环功能、胃肠道和骨骼肌功能变化,甚至引起并发症。胸部和上腹部手术后疼痛,会使患者自觉或不自觉固定胸肌、腹肌和膈肌,不愿深呼吸,会促成肺不张。疼痛可使患者活动减少,引起静脉淤滞、血栓形成和栓塞。术后疼痛也会导致儿茶酚胺和其他应激激素释放,引起血管痉挛、高血压,严重者可发生脑卒中、心肌梗死和出血。有效的镇痛会改善手术的预后。推荐的镇痛方案是多种镇痛药、多种镇痛方法联合的多模式镇痛,同时要兼顾切口痛、内脏痛、炎性痛,要求以非甾体抗炎药为基础用药,在保证镇痛效果的前提下,尽量减少阿片类药物的应用,从而减少阿片类药物所带来的恶心、呕吐、头晕、尿潴留、肠麻痹等副作用。如果手术行硬膜外阻滞可留置导管数天,连接镇痛泵以缓解疼痛,这特别适合于下腹部手术和下肢手术的患者。

2. 呃逆 术后发生呃逆者并不少见,多为暂时性,但有时可为顽固性。呃逆可能是由神经中枢或膈肌直接受刺激引起。术后早期发生者,可采用压迫眶上缘,短时间吸入二氧化碳,抽吸胃内积气、积液,给予镇静或解痉药物等措施。施行上腹部手术后,如果出现顽固性呃逆,要特别警惕膈下积液或感染的可能。此时,应做 CT、X 线或超声检查,一旦明确有膈下积液或感染,需要及时处理。

3. 发热 最为常见。手术创伤可致体温升高 1 ℃左右,多在术后 2～3 天恢复正常,属正常的术后吸收热。如术后 3～6 天仍有发热,则要寻找发热原因,警惕切口感染、肺不张、肺部感染、泌尿系统感染等。根据患者临床表现,结合相关检查,如胸部 X 线、尿液检查、腹部 CT 等明确原因,采取针对性的治疗措施。

4. 腹胀　多见于腹部手术,因麻醉、手术的刺激,胃肠道功能受抑制而引起。一般于术后 24~48 h 肠蠕动逐渐恢复,肛管排气后腹胀即可自行缓解。如术后 3 天仍未排气、依然腹胀、肠鸣音弱,应查找原因,判断是否伴有腹膜炎、肠麻痹、低钾血症、肠梗阻等。轻者无需进行特殊处理,腹胀严重时应酌情处理,可进行局部热敷、胃肠减压、肛管排气等一般处理。

5. 恶心、呕吐　多为麻醉药物反应,随着麻醉的清醒可自行减轻或停止;也有少数患者更严重,可能与颅内压增高、糖尿病酮症酸中毒、尿毒症或水及电解质紊乱等因素有关,应查清具体原因,针对病因及时治疗。如病因一时不明或由精神因素所致者,可应用药物对症治疗。

6. 尿潴留　加速康复外科模式下,时长在 1 h 以内的手术无需常规留置导尿管;大手术可在术后、麻醉清醒前拔除导尿管;手术时间长,或者盆腔手术(可能损伤盆底排尿相关神经),或者合并严重前列腺增生的患者,一般可在术后 24 h 拔除导尿管,也可根据病情适当延迟拔除时间。术后不留置导尿管的患者,或者术后一段时间内拔除导尿管的患者,均有尿潴留可能。全身麻醉或蛛网膜下腔阻滞后排尿反射受到抑制、切口痛引起膀胱和后尿道括约肌反射性痉挛,以及患者不习惯床上排尿等,都是尿潴留的常见原因。尿潴留是引起泌尿系统感染的重要因素,因此对术后 6~8 h 未排尿者须详细检查。如耻骨上可触及膨胀的膀胱、叩诊呈浊音即可做出诊断。先在精神上给予患者安慰鼓励,增强其自行排尿的信心;再进行膀胱区热敷,或用镇痛镇静药减轻切口痛;如无禁忌证,可帮助患者取半坐卧位或床边立位排尿;或针刺足三里、关元、中脘等。若上述处理无效,可行无菌导尿术。导尿量超过 500 mL 者考虑留置导尿管 1~2 天,以利于膀胱逼尿肌张力恢复。

四、饮食

营养是维持人体正常生理活动所必需的物质基础。术后何时开始进食、食物的种类要根据手术部位及病情而定。

1. 非腹部手术　根据手术大小、麻醉方式和患者的反应等决定开始进食的时间。局部麻醉下的小手术在术后即可进食;全身麻醉下的较大手术须在清醒后,无恶心、呕吐和腹胀出现的前提下适量进食,多在术后 1~2 天开始进食;椎管内麻醉下的手术在术后 3~6 h 可少量进食,逐步增加进食量并过渡到普通饮食。

2. 腹部手术　依据加速康复外科围手术期理念,腹部手术麻醉清醒后 4~6 h 便可饮水,术后第 1 天可以少量多次进流质饮食或行肠内营养,需注意观察有无腹胀、恶心、呕吐等症状。胃肠蠕动恢复、肛管排气后,开始少量进半流质饮食,逐渐增加,一般 7~9 天可恢复至普通饮食。

五、预防感染

原则上清洁手术可不使用抗生素,但要结合患者术后的全身情况,手术持续的时间、组织或器官损害的严重程度等,综合判断发生感染可能性的大小。如果判断发生感染的可能性较大,应术后早期足量给予抗生素预防感染,给药途径多采用肌内注射或静脉滴注。此外,防止术后感染还有赖于充分的术前准备、营养状况的改善、术中严格的无菌操作以及术后的正确处理。

六、切口处理

1. 切口换药　术后切口常规以无菌敷料覆盖保护,注意防止敷料受外界异物浸渍和大小便污染,应保持敷料干燥整洁。一般切口于术后第 3 天换药。换药的同时应检查切口有无红肿、渗出、血肿压痛等感染征象,如无感染征象,消毒后以无菌敷料覆盖切口;如有感染发生,应正确处理切口,脓性分泌物较多时须拆除缝线并引流。

2. 缝线拆除　缝线的拆除时间,可根据切口部位、局部血液供应情况、患者年龄及营养状况等来决定。一般头部、面部、颈部手术在术后 4～5 天拆线,下腹部、会阴部手术在术后 6～7 天拆线,胸部、上腹部、背部、臀部手术在术后 7～9 天拆线,四肢手术在术后 10～12 天(近关节处可适当延长)拆线,减张缝线 14 天后拆线。青少年患者可适当缩短拆线时间,老年、营养不良患者可延长拆线时间,也可根据患者的实际情况采用间隔拆线。电刀切口,也应推迟 1～2 天拆线。

3. 切口愈合记录　对于初期完全缝合的切口,拆线时应记录切口愈合情况,可分为以下三类:①清洁切口(Ⅰ类切口),指缝合的无菌切口,如甲状腺大部切除术的切口等。②可能污染切口(Ⅱ类切口),指手术时可能带有污染的缝合切口,如胃大部切除术的切口等。皮肤不容易彻底消毒的部位、6 h 内的伤口经过清创术缝合、新缝合的切口再度切开者,也属此类。③污染切口(Ⅲ类切口),指邻近感染区或组织直接暴露于污染或感染物的切口,如阑尾穿孔的阑尾切除术、肠梗阻坏死肠管切除术的切口等。切口的愈合也分为以下三级:①甲级愈合,用"甲"字代表,指愈合优良,无不良反应。②乙级愈合,用"乙"字代表,指愈合处有炎症反应,如红肿、硬结、血肿、积液等,但未化脓。③丙级愈合,用"丙"字代表,指切口化脓,需要做切开引流等处理。应用上述分类分级方法,观察切口愈合情况并做记录。如甲状腺大部切除术后切口愈合优良,则记以"Ⅰ/甲";胃大部切除术后切口血肿,则记以"Ⅱ/乙",以此类推。

第三节　术后并发症的防治

术后可能发生各种并发症,掌握其发生原因及临床表现、如何预防,一旦发生后采取治疗措施,是术后处理的一个重要组成部分。术后并发症可由原发病、手术或一些不相关的因素引起。有时候原已存在的并发症又可导致另一并发症(如术后大出血可能引起心肌梗死)。与手术方式相关的特殊并发症,如胃大部切除术后的倾倒综合征,将在有关章节内介绍。

一、术后出血

术中止血不完善、创面渗血未完全控制、原痉挛的小动脉断端舒张、结扎线或结扎夹脱落、凝血功能障碍等,都是造成术后出血的原因。

术后出血可以发生在手术切口、器官及体腔内。腹腔手术后 24 h 之内出现休克应考虑有内出血,表现为心动过速、血压下降、尿量减少、外周血管收缩。如果出血持续,腹围可能增加。血细胞比容在 6 h 内常无显著变化,对快速失血病例的诊断价值有限。超声检查或 CT 等影像学检查,以及腹腔穿刺,对于明确诊断有很大帮助。胸腔手术后从胸腔引流管内每小时引流出血液量持续超过 100 mL,就提示有内出血。胸部 X 线或 CT 检查可显示胸腔积液。术后循环衰竭的鉴别诊断包括肺栓塞、心律失常、气胸、心肌梗死和严重的过敏反应等。中心静脉压低于 5 cmH$_2$O；每小时尿量少于 25 mL；在输注足够的血液和液体后，休克征象和监测指标均无好转，或继续加重，或一度好转后又恶化等，都提示有术后出血，应当迅速明确诊断后进行止血治疗，包括内镜下止血、介入下止血，以及再次手术止血，清除凝血块，用生理盐水冲洗体腔，妥善放置引流管。

二、切口并发症

1. 血肿、积血和凝血块　最常见的并发症，几乎都归咎于止血技术的缺陷。促成因素有服用阿司匹林、小剂量肝素，原已存在的凝血功能障碍，术后剧烈咳嗽，以及血压升高等。表现为切口部位不适感、肿胀和边缘隆起、变色，血液有时经皮肤缝线外渗。甲状腺、甲状旁腺或颈动脉术后出现的颈部血肿特别危险，因为血肿可迅速扩展压迫呼吸道。小血肿能再吸收，使切口感染概率增高。治疗方法：在无菌条件下排空凝血块，结扎出血点，再次缝合切口，可根据病情放置切口下引流管。

2. 血清肿　血清肿（seroma）系切口的液体积聚而非血或脓液，与手术（如乳房切除术、腹股沟区域手术等）切断较多的淋巴管有关。血清肿使切口愈合延迟，增加感染的风险。皮下的血清肿可用空针抽吸，无菌敷料压迫，以阻止淋巴液渗漏和再积聚。腹股沟区域的血清肿多发生在血管手术之后，空针抽吸有损伤血管和增加感染的风险，可让其自行吸收。如果血清肿继续存在，或通过切口外渗，可在手术室探查切口，结扎淋巴管进行处理。

3. 切口裂开　切口裂开系指手术切口的任何一层或全层裂开。腹壁全层裂开常合并腹腔内脏膨出。切口裂开可以发生在全身各处，但多见于腹部及肢体邻近关节的部位，主要原因如下：①营养不良，组织愈合能力差；②切口缝合技术有缺陷，如缝线打结不紧，组织对合不全等；③腹腔内压力突然增高，如剧烈咳嗽或严重腹胀。切口裂开常发生于术后 1 周之内，往往在患者一次腹部突然用力时，自觉切口痛和突然松开，有淡红色液体自切口溢出。除皮肤缝线完整而未裂开外，深层组织全部裂开，称切口部分裂开；切口全层裂开，有肠或网膜脱出，称切口完全裂开。

预防和治疗：缝线应距切口缘 2～3 cm，针距 1 cm，消灭无效腔，引流管勿通过切口。除根据发生原因采取适当措施外，对估计发生此并发症可能性很大的患者，可使用以下预防方法：①在逐层缝合腹壁切口的基础上加用全层腹壁减张缝线；②应在良好麻醉、腹壁松弛条件下缝合切口，避免强行缝合造成腹膜等组织撕裂；③及时处理腹胀；④患者咳嗽时最好仰卧，以减轻咳嗽时横膈突然大幅度下降，骤然增加的腹腔内压力；⑤适当的腹部加压包扎也有一定的预防作用。

切口完全裂开时，应立刻用无菌敷料覆盖切口，在良好的麻醉条件下再次缝合，同时酌情加用减张缝线。切口完全裂开再缝合后常会有肠麻痹，术后应放置胃肠减压管。切口部分裂开的处理需根据具体情况而定。

4. 切口感染　表现为切口局部红肿、热痛和触痛，有分泌物（浅表切口感染），伴或不伴发热和白细胞计数增加。处理原则：在切口红肿处拆除切口缝线，使脓液流出，同时行细菌培养。清洁手术切口感染的常见病原菌为葡萄球菌和链球菌，会阴部或肠道手术切口感染的病原菌可能为肠道菌丛或厌氧菌丛，应选用相应的抗菌药治疗。累及筋膜和肌肉的严重感染，需要急诊切开清创、防治休克和静脉应用广谱抗生素（同时抗厌氧菌）。

三、肺部并发症

术后死亡原因中，呼吸系统并发症占第二位。年龄超过 60 岁，呼吸系统顺应性差，残气量和呼吸无效腔增加,有慢性阻塞性肺疾病(慢性支气管炎、肺气肿、哮喘、肺纤维化等)病史,更易发生呼吸系统并发症。

1. 肺不张　上腹部手术的患者,肺不张发生率为 25%,在老年、肥胖、长期吸烟和有呼吸系统疾病的患者中更常见,最常发生在术后 48 h 内(90% 的发热可能与该并发症有关)。如果超过 72 h,肺炎则不可避免,但多数患者能自愈。

预防和治疗:叩击胸、背部,鼓励咳嗽和深呼吸,经鼻气管吸引分泌物。严重慢性阻塞性肺疾病患者,雾化吸入支气管扩张剂和溶黏蛋白药物有效。有气道阻塞时,应行支气管镜吸引。

2. 术后肺炎　易患因素有肺不张、异物吸入和大量的分泌物。腹腔感染需要长期辅助呼吸者,发生术后肺炎的危险性最高。气管插管可损害黏膜纤毛转运功能,给氧、肺水肿和应用肾上腺皮质激素都影响肺泡巨噬细胞的活性。在术后死亡的患者中,约一半直接或间接与术后肺炎有关,50% 以上的术后肺炎系革兰氏阴性杆菌引起。

3. 肺栓塞　肺栓塞(pulmonary embolism,PE)是由内源性或外源性的栓子堵塞肺动脉主干或分支,引起肺循环障碍的临床和病理生理综合征,包括肺血栓栓塞症、脂肪栓塞综合征、羊水栓塞、空气栓塞、肿瘤栓塞和细菌栓塞。肺栓塞的易患因素较多,如年龄(50 岁以上)、下肢深静脉血栓形成、创伤、烧伤、心肺疾病、肥胖、某些血液病、糖尿病等。临床表现为突发性呼吸困难、胸痛、咯血、晕厥,不明原因的急性右心衰竭或休克、血氧饱和度下降,肺动脉瓣区收缩期杂音、P_2 亢进等。

肺栓塞的治疗主要如下。①一般处理:重症监护、绝对卧床,适当应用镇静、镇痛药缓解患者的焦虑和惊恐症状。②呼吸支持:吸氧、气管插管机械通气。③循环支持。④溶栓、抗凝治疗等。其预后与呼吸功能不全的严重程度相关。

四、泌尿系统感染

泌尿系统感染是最常见的医院获得性感染。泌尿系统原已存在的污染,尿潴留和各种泌尿系统的操作是主要原因。短时间(48 h 内)膀胱插管的患者,约 5% 出现细菌尿,然而有临床症状的仅为 1%。急性膀胱炎表现为尿频、尿急、尿痛和排尿困难,有轻度发热;急性肾盂肾炎则有高热、腰部疼痛与触痛。尿液检查有大量白细胞和脓细胞,细菌培养可确诊。

预防和治疗:术前处理泌尿系统污染,预防和迅速处理尿潴留,在无菌条件下进行泌尿系统的操作。治疗包括给予足量的液体,膀胱彻底引流和针对性应用抗生素。

五、下肢深静脉血栓形成

下肢深静脉血栓形成的危险因素包括年龄在 40 岁以上、肥胖、静脉曲张、吸烟、高黏血症,尤其是大手术后长期卧床或制动的患者。因下肢静脉回流受阻,患者表现为下肢肿胀、疼痛、浅静脉扩张、患肢皮温升高等。一旦血栓脱落,随血流进入肺动脉可引起急性肺栓塞。因此对有静脉血栓形成高危因素者应积极预防,适当给予抗凝、祛聚药物,术后鼓励患者及早进行主动活动,促进血液回流。下肢深静脉血栓形成后须卧床休息,抬高患肢以减轻水肿,给予祛聚、抗凝、溶栓等治疗。

参 考 文 献

[1]　黎介寿. 胃肠手术围手术期处理理念的更新与完善[J]. 中华胃肠外科杂志,2015,18

（7）：631-634.

［2］ 江志伟,李宁,黎介寿.快速康复外科的概念及临床意义［J］.中国实用外科杂志,2007,
　　27(2)：131-133.

［3］ 黎介寿,吴孟超,黄志强.手术学全集(普通外科卷)［M］.北京：人民军医出版社,1996.

［4］ 金颖,李幸霞,齐佳燕,等.加速康复外科指南在我国25个省份三级甲等医院妇科的应
　　用情况调查［J］.中华护理杂志,2018,53(9)：1084-1088.

［5］ 江志伟,李宁.结直肠手术应用加速康复外科中国专家共识(2015版)［J］.中国实用
　　外科杂志,2015,35(8)：841-843.

［6］ WISCHMEYER P E, CARLI F, EVANS D C, et al. American Society for Enhanced
　　Recovery and Perioperative Quality Initiative Joint Consensus Statement on Nutrition
　　Screening and Therapy Within a Surgical Enhanced Recovery Pathway［J］. Anesth
　　Analg, 2018,126(6)：1883-1895.

［7］ 吴远,田浩明.中国成人住院患者围手术期的血糖管理［J］.中华内科杂志,2017,56
　　(3)：213-215.

［8］ 复旦大学附属中山医院围手术期处理多学科团队,刘凤林.接受抗凝药物治疗的普外
　　科病人围手术期处理——中山共识(1)［J］.中国实用外科杂志,2013,33(1)：1-3.

［9］ 中华医学会外科学分会.中国普通外科围手术期血栓预防与管理指南［J］.消化肿瘤
　　杂志(电子版),2016,8(2)：57-62.

［10］ 中国医师协会结直肠肿瘤专业委员会.中国老年结直肠肿瘤患者围手术期管理专家
　　共识(2020版)［J］.中华结直肠疾病电子杂志,2020,9(4)：325-334.

［11］ 中国研究型医院学会机器人与腹腔镜外科专业委员会.胃癌胃切除手术加速康复外
　　科专家共识(2016版)［J］.中华消化外科杂志,2017,16(1)：14-17.

［12］ 沈丹丽,成汇,江志伟,等.刍议加速康复外科中多模式镇痛药物组合的君臣佐使之
　　道［J］.辽宁中医杂志,2020,47(11)：64-66.

［13］ 中华医学会外科学分会,中华外科杂志编辑委员会.围手术期预防应用抗菌药物指南
　　［J］.中华外科杂志,2006,44(23)：1594-1596.

（龚冠闻　成　汇）

第七章　机器人胃切除术

第一节　机器人胃外科手术应用解剖

胃由胚胎期前肠的一段膨大,从内胚层和脏壁中胚层衍化而来。胃介于食管腹段与十二指肠之间,是消化道最膨大的部分。胃容量随年龄增长而增加,婴儿约为 30 mL,3 岁时约为 600 mL,青春期约为 1000 mL,成年后可为 1500～3000 mL。胃的形态、位置可因充盈程度和体位而变化,也可受年龄、性别、体质以及周围器官的影响。

一、胃的形态和分区

胃呈前后略扁平的曲颈瓶状,其长轴从左上方斜向右下方,可分为占胃大部分的垂直部(包括贲门部、胃底和胃体部)和占胃小部分的水平部(包括胃窦部和幽门)。

1. 食管贲门区　贲门在前腹壁深面约 10 cm,离门齿约 40 cm,食管裂孔下方 2 cm 处。食管腹段与贲门的右侧面包于小网膜内,前面及左侧面被腹膜覆盖,后面为膈食管韧带。因此,尽管胃体的移动度大,但贲门位置却较固定。了解胃周各部分的位置关系对进行胃相关手术至关重要。比如各类迷走神经切断术中迷走神经的前、后干及其变异迷走神经的寻找和切断,近端胃切除及全胃切除等手术操作的重要部分均在此处进行。通常贲门与腹前壁的距离接近 10 cm,对于肥胖及肋弓夹角过小、桶状胸的患者,其食管腹段、贲门和腹前壁的距离明显增大。传统开腹手术时该处的术野窄小、高而深,贲门的显露及手术操作困难,有时不得不采用经胸手术,或者被迫切除剑突来帮助显露,但在机器人操作下此处显露较为容易。

食管与胃大弯之间所形成的交角称为贲门切迹,切迹内面的黏膜皱襞为贲门皱襞。贲门切迹为迷走神经切断术时寻找迷走神经前干的重要标志。

正确识别和利用解剖标志是安全实施该区域机器人手术的关键。膨大的胃与食管之间的交界区域在机器人内镜下容易辨认,需要注意的是食管腹段被腹膜覆盖,但切开膈肌脚与食管之间进入纵隔游离时应注意胸段食管无浆膜层,仅有纵行的肌纤维,在游离食管时注意其与周围组织的层次,防止损伤食管造成穿孔。

左、右膈肌脚是食管贲门区重要的解剖标志,右侧膈肌脚纤维来源于右侧,左侧膈肌脚纤维则来源于左、右两侧。连接食管与膈肌的弹性纤维组织,延续于胸腹内的结缔组织,嵌入胸膜与腹膜,称为膈食管韧带。当打开膈肌脚表面腹膜时,可见含有微小腔隙的疏松结缔组织,容易钝性分离,这是进行食管游离必须进入的正确层面。

2. 胃底　贲门切迹的最低处起水平线与胃大弯边缘相交,水平线以上部分为胃底。胃内的气体充盈于胃底,因此在站立位 X 线腹部平片上,胃底轮廓清晰可见。

胃体是指胃底与胃窦部之间的部分。

　　胃小弯延伸于贲门与幽门之间,构成胃的右上缘。由于胃小弯从贲门开始垂直向下,至肝网膜结节的下方转弯向右呈水平位,在垂直走向改水平走向之间,构成角切迹。在仰卧位时,角切迹常不明显,对手术意义不大。

　　胃大弯构成胃的上缘、左缘和下缘。胃大弯从贲门切迹开始,弧形向上构成胃底上缘(胃大弯最高点与第 5 肋间隙相当,约在左乳头的下方),这一点对机器人手术定位有意义。

　　3. 胃窦幽门区　胃窦幽门区指自胃角切迹向相对应的胃大弯边缘所作的连线,该连线与幽门之间的部分称胃窦部。胃窦部的大弯侧常有一浅沟,称为中间沟,此沟的左侧为幽门窦,临床称胃窦,微膨大,是胃的最低部分;右侧部分称幽门管,较狭窄,长 2~3 cm。

　　幽门为胃的出口,其位置个体差异较大,而且随体位和胃的盈虚情况而有所不同。幽门的浆膜面有一环形浅沟,幽门前静脉经此沟的前面下行。幽门前静脉在手术中被作为确定幽门的标志。

二、胃的韧带

　　了解胃的韧带分布,对于机器人辅助下行远端胃、近端胃、全胃切除术有重要意义。基于目前国内外科专家提出的“膜解剖”理论,胃周韧带均为胃背系膜前层在胃周围融合形成的解剖结构。

　　1. 胃膈韧带　贲门及近贲门的胃体、胃底后壁有胃膈韧带与膈肌相连,胃膈韧带为连接于贲门右侧与膈之间的单层腹膜结构,向左移行为胃脾韧带,向右转折覆盖食管裂孔形成膈食管韧带,膈食管韧带的右侧移行于肝胃韧带。胃膈韧带为较为固定的腹膜皱襞,其内常有胃后动静脉通过,在行全胃切除术时,需切断此韧带才能游离出贲门及食管腹段,并要注意结扎胃后动静脉。

　　2. 小网膜　包括肝门与胃小弯之间的肝胃韧带,其右侧的肝幽门韧带,及后者右侧的肝十二指肠韧带,三者之间无明显界限。小网膜较大的左侧部是肝胃韧带,上方循肝门横沟和静脉韧带裂折返至肝,下方沿胃小弯延续为胃前上壁和后下壁的浆膜层。肝胃韧带和肝十二指肠韧带组成的小网膜是网膜囊的前壁。其在胃癌根治术中是必须被清除的部分。然而,由于肝十二指肠韧带内含有重要的血管和胆管,对其清除仅限于前叶。

　　肝胃韧带与第 1、第 3 组淋巴结:肝胃韧带在食管胃结合部移行于膈食管韧带,于幽门右侧移行于肝十二指肠韧带。肝胃韧带头侧缘近贲门右侧内含第 1 组淋巴结,于胃小弯中段胃左、胃右血管吻合部内含第 3 组淋巴结。

　　3. 大网膜　包括胃底胃大弯上部与脾之间的胃脾韧带、胃大弯下部与横结肠之间的胃结肠韧带。

　　大网膜由胃背系膜前层演化而来,其前两层的上部连接于胃大弯和横结肠前面之间,内含胃网膜左、右血管和淋巴结,其横结肠附着缘是进入横结肠系膜两叶之间解剖间隙的突破口。

　　横结肠系膜两叶之间的间隙与胰周间隙:理论上讲,横结肠系膜两叶之间的间隙是胃背系膜前叶表面腹膜与横结肠系膜表面腹膜粘连、融合后形成的潜在间隙,越接近胰腺下缘,间隙越明显。其与相通的胰周间隙,均属于消化道系膜与腹膜相互愈着后形成的融合筋膜间隙,其特征为内部充满疏松结缔组织,并有消化道的重要血管、神经、淋巴管穿过,如中结肠血管和腹腔血管。这一相互贯通的间隙位于网膜囊后壁内,是机器人胃手术胃后方解剖的外科平面;在此间隙仔细解剖,就能将胃背系膜衍生物所围成的网膜囊完整切除。在胰周间隙中，胰前间隙是机器人胃手术中胃系膜剥离的外科平面；而位于胰腺上、下缘的胰后间隙是手术中解剖血管的外科平面，如胰头下方的肠系膜上静脉及其属支、胰体上方的腹腔动脉及其主要分支。机器人内镜下的放大视野，有利于术者精准把握该区域系膜间隙解剖层次，减少横结肠系膜内血管损伤的机会。

4. 胃胰韧带　胃胰韧带为胰腺上缘到胃体、贲门和胃底后面移行形成的腹膜皱襞。韧带右侧缘有胃左静脉通过而构成的胃胰襞。胃胰韧带左 2/3 由单层腹膜构成，右 1/3 由两层腹膜构成。

5. 幽门胰韧带　幽门胰韧带位于胃出口部和胰体开始部的角内，是胃窦部的后壁与胰体、颈部包括右横结肠系膜根部相连的腹膜皱襞，由两层腹膜构成。在胃切除时，将此韧带切开后，方能游离出幽门部及足够长度的十二指肠。在胃胰韧带和幽门胰韧带之间的为胃胰孔。

6. 脾胃韧带　脾胃韧带为胃背系膜前层的衍生物，连于胃大弯上部与脾门之间，上接胃膈韧带，下续大网膜及胃结肠韧带，是网膜囊左侧壁的一部分。脾胃韧带上部含胃短动静脉及部分第 10 组淋巴结，下部有胃网膜左动静脉、淋巴结和脾动脉的终末支。机器人辅助下行保脾的胃癌根治术的第 10 组淋巴结清扫在此区域进行。由于脾动脉、胃网膜左动静脉及其分支均在胃背系膜前、后叶的间隙内走行，无论是否变异，此间隙均与胰腺前、后间隙相通，所以清扫第 10、第 11 组淋巴结时可以沿胰腺前筋膜剥离后的间隙顺势进行。

三、胃的血液供应和静脉回流

1. 胃的动脉　胃的血液供应十分丰富，由腹腔动脉发出分支，在胃周形成吻合供血。因此，在胃大部切除术时，结扎胃的主要动脉而只保留部分胃短动脉和左膈下动脉的胃支，残胃亦不至于发生严重缺血和坏死。

（1）胃左动脉：也称胃冠状动脉，在胰颈上方起于腹腔干，在腹腔镜下表现为胰腺上缘的自然隆起，此隆起可作为寻找胃左动脉的标志。其在网膜囊后壁腹膜后，紧挨左膈下动脉及左肾上腺内侧或前方，向左上方走行于左胃胰襞内，与迷走神经后干的腹腔支并行，达胃贲门处即折向前向下进入小网膜两层之间，沿胃小弯向幽门下行，最终约在胃小弯中部与胃右动脉汇合形成动脉弓。依胃左动脉行程可将其分为三段，即升段、弓形段和降段。胃左动脉在转折向下之前，于近贲门处发出 2～3 支食管支至食管，向上经膈食管裂孔至食管胸段，并与来自腹主动脉的食管支有吻合。胃左动脉降段发出 5～6 支胃支，分别至胃前、后壁，血管与胃长轴成直角进入浆膜层。这些胃支可作为胃切除的血管标志。胃部分切除需结扎胃左动脉；胃癌根治性切除需在胃左动脉起于腹腔干处结扎切断。

胃胰襞的标志作用：胃胰襞是连于胃小弯侧与胰体上缘间的腹膜皱襞，是原始胃系膜后层前叶的衍生物，其内部埋有胃左动静脉，这一关系恒定而显著，可作为机器人胃癌根治术解剖胃左血管和脾血管的指引。将胃体向上方挑起并充分牵拉时，胃胰襞暴露更为明显，在体质纤瘦者中可以透过表面腹膜观察到走行其内呈蓝色的冠状静脉和搏动的胃左动脉。

（2）胃右动脉：胃右动脉的起源极不恒定，一般发自肝固有动脉（31％～40％）或肝总动脉（24.3％），也可起自肝左动脉、胃十二指肠动脉、肝右动脉、十二指肠后动脉、胰上后动脉。胃右动脉沿胃小弯边缘后面向左上方走行，与胃左动脉汇合，需打开小网膜才能发现。行机器人胃癌根治术时需将胃体向头侧翻转，胃右动脉往往位于肝十二指肠韧带内，可沿肝固有动脉寻找其向右上方走向幽门上方的细小分支。从胃右动脉起始部切断并将淋巴结缔组织向上方剥离,就能清除第 5 组淋巴结。

(3) 胃网膜左动脉:胃网膜左动脉起源于脾动脉脾下极支或脾动脉本干。其起始处近脾门,往往在胰尾左上后方发出,经脾胃韧带下部进入大网膜前两层之间,沿胃大弯右行,终支与胃网膜右动脉汇合,形成胃大弯血管弓。由此可见,定位胃网膜左动脉根部的标志是胰尾。所以,在机器人胃手术中解剖寻找胃网膜左动脉根部时,需在脾下方向胰尾解剖,进入胰后间隙,找到胰尾后方的脾动脉末端,进而向远侧追踪至胃网膜左动脉根部。此动脉结扎时应在根部处理,避免损伤由胃网膜左动脉与脾下极动脉组成脾胃网膜干,造成脾下极缺血坏死。胃网膜左动脉沿途发出多支胃支和网膜支,胃支向上分布于胃大弯的胃前、后壁。各胃支之间的距离为 1～2 cm,胃网膜左、右两动脉的最后一支胃支均细小,二者之间的距离也较远,两动脉的交通支(汇合或不汇合)也很细小。这一解剖特点,在行胃部分切除术时,可作为胃网膜左、右动脉的分界标志,也是胃切除范围的一个标志点,从此标志点至胃小弯侧胃左动脉第一个胃支处的连线是切除胃远端 50% 的切除线。

(4) 胃网膜右动脉:胃网膜右动脉起源于肝总动脉分支——胃十二指肠动脉,偶有起源于肠系膜上动脉。胃十二指肠动脉在十二指肠上部后方(距幽门 1.25 cm 处)分出,沿网膜囊的右缘下行,然后沿胃大弯下方一横指处大网膜前两层之间(即胃结肠韧带内)转向左行,最后与胃网膜左动脉吻合。该动脉在行程中向上、下各发出多支胃支和网膜支,胃支至胃大弯的胃前、后壁。

(5) 胃短动脉:胃短动脉起自脾动脉,有 4～10 条,分上、中、下三组,分别起自脾动脉的本干和脾上动脉、脾下动脉。胃短动脉离开膈脾韧带进入胃脾韧带分布至胃底、贲门,在胃底前后面,上部与胃左动脉、左膈下动脉的分支汇合,下部与胃网膜左动脉汇合。

(6) 胃后动脉:胃后动脉或称胃上极动脉,其出现率可达 60%～80%,主要起自脾动脉干中 1/3 段的上缘或脾动脉的上极支。该动脉自起始部发出后在网膜囊后壁的腹膜皱襞下向左上方斜行,经胃膈韧带进入胃壁,主要供应胃底后壁贲门侧区域。机器人辅助下行远侧胃大部切除术时,术中应高度重视该血管的存在,并应尽可能予以保留,否则可能导致残胃缺血、坏死或吻合口瘘。

2. 胃的静脉　胃的静脉大体与同名动脉伴行,没有静脉瓣,彼此之间交通支丰富,分别注入脾静脉、肠系膜上静脉或直接注入门静脉。

胃左静脉与肝总动脉的位置关系存在变异,多数胃左静脉于肝总动脉头侧注入脾静脉,少数于肝总动脉尾侧注入脾静脉,在清扫肝总动脉旁淋巴结时容易误伤。还有约 1% 的患者胃左静脉不与同名动脉伴行于胃胰襞中,而是独自走行于肝胃韧带,直接于肝门部汇入门静脉。

胃结肠干:又称 Henle 干,由胃网膜右静脉和右结肠静脉汇合而成,出现率为 50%,一般在胰颈下方 1～2 cm 处自右侧汇入肠系膜上静脉。找到肠系膜上静脉胰下段是定位 Henle 干的先决条件,循 Henle 干向右上方可追溯到胃网膜右静脉。

Henle 干与肠系膜上静脉交汇点至回结肠静脉汇入处的一段肠系膜上静脉称为"外科干"。

胃网膜右静脉自幽门下方发出后循胰头表面下行,中途收集幽门下静脉、胰十二指肠上前静脉,然后在胰颈下缘汇入 Henle 干。因而在胰头表面向头侧分离胃网膜右静脉时,必须注意来自右后方的胰十二指肠上前静脉,以免引起不必要的出血。胃网膜右静脉的同名动脉一般走行于静脉左后方的胰头表面。

3. 胃的淋巴　胃的淋巴非常丰富,胃壁各层都分布着丰富的毛细淋巴管,胃黏膜的固有层中有毛细淋巴管网,之后汇成淋巴集合管进入黏膜下层,再形成淋巴网,穿过肌层至浆膜下层,并穿过浆膜经淋巴输出管注入胃周淋巴结,其走行方向大体与胃的主要动脉方向一致。第15版日本《胃癌处理规约》对胃周淋巴结进行了详细的描述(表7-1-1),并依据胃病变部位进行分类,分为N1、N2、N3区域淋巴结及远隔淋巴结(表7-1-2)。

表 7-1-1　胃周淋巴结的名称及定义

组号 (No.)	名　称	定　义
1	贲门右侧淋巴结	沿胃左动脉上行支进入胃壁的第1支(贲门支)的淋巴结和贲门侧的淋巴结
2	贲门左侧淋巴结	贲门左侧的淋巴结
3a	胃小弯(沿胃左动脉)淋巴结	沿胃左动脉分支的小弯淋巴结,贲门支下方的淋巴结
3b	胃小弯(沿胃右动脉)淋巴结	沿胃右动脉分支的小弯淋巴结,沿胃小弯的第1支向左的淋巴结
4sa	胃大弯左侧(沿胃短动脉)淋巴结	沿胃短动脉的淋巴结(含根部)
4sb	胃大弯左侧(沿胃网膜左动脉)淋巴结	沿胃网膜左动脉和胃大弯的第1支的淋巴结
4d	胃大弯右侧(沿胃网膜右动脉)淋巴结	沿胃网膜右动脉的淋巴结,向胃大弯的第1支的左侧
5	幽门上淋巴结	胃右动脉根部和沿胃小弯的第1支的淋巴结
6	幽门下淋巴结	胃网膜右动脉根部至胃大弯的第1支的淋巴结和胃网膜右静脉与至胰十二指肠上前静脉合流部的淋巴结
7	胃左动脉干淋巴结	从胃左动脉干根部到上行支的分歧部的淋巴结
8a	肝总动脉前上部淋巴结	肝总动脉(从脾动脉的分出部到胃十二指肠动脉的分出部)的前面、上面的淋巴结
8p	肝总动脉后部淋巴结	肝总动脉(同上)后面的淋巴结
9	腹腔动脉周围淋巴结	腹腔动脉周围的淋巴结和胃左动脉、肝总动脉、脾动脉根部的淋巴结的一部分
10	脾门淋巴结	胰尾末端以远的脾动脉周围、脾门部的淋巴结,胃短动脉根部和含至胃网膜左动脉的胃大弯的第1支淋巴结
11p	脾动脉近端淋巴结	脾动脉近端(脾动脉根部至胰尾末端距离的二等分的位置的近侧位)的淋巴结
11d	脾动脉远端淋巴结	脾动脉远端(脾动脉根部至胰尾末端距离的二等分的位置至胰尾末端)的淋巴结
12a	肝十二指肠韧带内(沿肝动脉)淋巴结	由左、右肝管汇合部到胰腺上缘的胆管的二等分高度向下方,沿肝动脉的淋巴结(《胆道癌处理规约》的No.12a2淋巴结)
12b	肝十二指肠韧带内(沿胆管)淋巴结	由左、右肝管汇合部到胰腺上缘的胆管的二等分高度向下方,沿胆管的淋巴结(《胆道癌处理规约》的No.12b2淋巴结)

组号 （No.）	名　称	定　义
12p	肝十二指肠韧带内（沿门静脉）淋巴结	由左、右肝管汇合部到胰腺上缘的胆管的二等分高度向下方，沿门静脉的淋巴结（《胆道癌处理规约》的 No.12p2 淋巴结）
13	胰头后部淋巴结	胰头部十二指肠乳头部向头侧的淋巴结（在肝十二指肠韧带内的为 No.12b 淋巴结）
14v	肠系膜上静脉淋巴结	在肠系膜上静脉的前面，上缘为胰下缘，右缘为胃网膜右静脉和胰十二指肠上前静脉的汇合部，左缘为肠系膜上静脉的左缘，下缘为结肠静脉分歧部的淋巴结
14a	肠系膜上动脉淋巴结	沿肠系膜上动脉的淋巴结
15	结肠中动脉周围淋巴结	结肠中动脉周围的淋巴结
16a1	腹主动脉周围 a1 淋巴结	主动脉裂孔部（膈肌脚包绕的 4～5 cm 范围）的腹主动脉周围淋巴结
16a2	腹主动脉周围 a2 淋巴结	腹腔动脉根部上缘至左肾静脉下缘高度的腹主动脉周围淋巴结
16b1	腹主动脉周围 b1 淋巴结	左肾静脉下缘至肠系膜下动脉的腹主动脉周围淋巴结
16b2	腹主动脉周围 b2 淋巴结	肠系膜下动脉根部至腹主动脉的分歧部高度的腹主动脉周围淋巴结
17	胰头前部淋巴结	胰头部前面，附着于胰腺及胰腺被膜下的淋巴结
18	胰下缘淋巴结	胰体下缘的淋巴结
19	膈下淋巴结	膈肌的腹腔面，主要是沿膈动脉的淋巴结
20	食管裂孔部淋巴结	膈肌裂孔部食管附着的淋巴结
110	胸下部食管旁淋巴结	与膈肌分离，附着于下部食管的淋巴结
111	膈上淋巴结	膈肌胸腔面，与食管分离存在的淋巴结（附着于膈肌、食管的为 No.20 淋巴结）
112	后纵隔淋巴结	从食管裂孔与食管分离存在的后纵隔淋巴结

表 7-1-2　依据胃病变部将胃周淋巴结分为 N1、N2、N3 区域淋巴结及远隔淋巴结

胃病变部位	区域淋巴结			远隔淋巴结
	N1	N2	N3	
胃底部	No.1、2、3（3a、3b）、4sa、4sb	No.4d、7、8a、9、10、11p、11d	No.5、6、8p、12a、12b、12p、16a2、16b1、19、20	No.13、14a、14v、15、16a1、16a2、16b1、16b2、17、18、110、111、112

续表

胃病变部位	区域淋巴结			远隔淋巴结
	N1	N2	N3	
胃体部	No.1、3(3a、3b)、4sb、4d、5、6	No.7、8a、9、11p、12a	No.2、4sa、8p、10、11d、12b、12p、13、14v、16a2、16b1	No.14a、15、16a1、16b2、17、18、19、20、110、111、112
胃窦部	No.3(3a、3b)、4d、5、6	No.7、8a、9、10、11p、12a、14v	No.4sb、8p、12b、12p、13、16a2、16b1	No.2、4sa、10、11d、14a、15、16a1、16b2、17、18、19、20、110、111、112

由于胃壁淋巴管互相广泛吻合，形成一个相当密集的丛。因此，胃癌容易在胃壁内扩展至胃的各个部分。以前认为胃和十二指肠的浆膜淋巴管不存在联系，但近年来的研究认为两个器官间的黏膜下淋巴管仍存在交通，部分病例中两者间的淋巴管并没有明确界限，而且临床资料发现部分胃窦癌可直接累及十二指肠。因此，机器人胃窦部胃癌手术至少要切除十二指肠 2～3 cm。另外，由于胃和食管的黏膜下层的淋巴管相互吻合、自由交通，贲门癌的癌细胞易通过黏膜下层的淋巴管扩散到食管，并向纵隔转移，部分患者甚至向食管方向呈跳跃性转移，因此行贲门癌手术时，确定食管残端是否有癌残留必须相当慎重，有时需进行连续冷冻切片来明确食管端是否存在跳跃性转移病灶。

四、胃的神经

支配胃的神经有传出神经和传入神经，前者由内脏传出纤维构成，经过交感神经分支和副交感神经分支到达胃，后者由内脏传入纤维构成，伴随交感神经和副交感神经纤维走行，最后进入中枢神经系统。

1. 迷走神经(副交感神经)　胃的副交感神经纤维来自两侧迷走神经的分支。迷走神经在胸腔内于食管前面和后面构成食管前丛和食管后丛。前丛在食管下端延续为迷走神经左干，后丛向下成为迷走神经右干，分别沿食管下端纵轴两侧随食管穿过膈肌食管裂孔进入腹腔，分布于胃的前、后壁。迷走神经左、右干在贲门及胃小弯以下转为前(左)干、后(右)干。

(1) 迷走神经的前(左)干：迷走神经前干一般为 1～2 支，在食管腹段左前壁肌层和腹膜之间自左上向右下走行。约在贲门水平胃左动脉接近胃小弯的上方分 2～4 支肝支，经过小网膜上部，一部分纤维向上到肝门参与肝丛组成，另一部分纤维沿肝动脉左侧下降，分布于幽门及幽门括约肌，并且还有分支到胆囊、胰及十二指肠第一部，肝支有纤维伴随肝动脉到腹腔丛。迷走神经前干发出肝支后即称为胃前支，即前拉氏神经，伴胃左静脉沿胃小弯并在距其约 1 cm 处右行，发出 4～6 支分支分布于胃底、胃体的前壁，它继续向右走行至胃角切迹附近以鸦爪形分支分布于胃窦前壁。

迷走神经前干下行中，常在贲门以上 2～3 cm 处分出一小支，进入食管肌层，称 Harkins 支，该支在机器人胃手术时应予保留，如误伤术后可引起贲门痉挛，导致吞咽困难。

（2）迷走神经的后（右）干：迷走神经后干有 1～2 支，通常比前干粗，走行于食管后壁的疏松组织中，常偏离食管而靠近主动脉。除没有发出肝支外，其余分支与迷走神经前干类似。迷走神经后干下行至贲门稍下方发出腹腔支后，沿胃小弯后壁右行，称胃后支或后拉氏神经。后拉氏神经向胃底、胃体后壁分出 2～3 支后，于胃角切迹处延续为鸦爪形分支至胃窦后壁，迷走神经后干在胃左动脉到达胃小弯点处发出腹腔支并沿胃左动脉近段到达腹腔丛。

2. 胃的交感神经　胃的交感神经来自脊髓第 6～9 胸椎，经内脏大神经至腹腔神经节，由节细胞发出的节后纤维经腹腔丛随血管分支分布于胃壁（血管壁、平滑肌、腺体）。其作用是使胃蠕动减慢，胃液分泌减少，幽门括约肌紧张，胃血管收缩。交感神经与副交感神经在肌层间和黏膜下层分别形成肌间神经丛（Auerbach 神经丛）和黏膜下神经丛（Meissner 神经丛），副交感神经在此二丛的神经节内转换神经元后，发出的节后纤维与交感神经节后纤维共同支配平滑肌、腺体等效应器官。

3. 内脏传入神经　胃的内脏感觉神经纤维是通过两种途径传入的，一种是经过腹腔丛、交感神经干的内脏神经、胸交感神经节、白交通支、胸神经后根（细胞体位于脊神经节内），最后进入脊髓（胸 7、8、9 脊髓节段），传导痛觉和膨胀感。另一种是通过迷走神经（细胞体在迷走神经的睫状神经节内）进入脊髓，传导牵拉感和饥饿感。

五、小结

机器人手术治疗疾病的外科学原则与开放手术相同，但其视野由腹腔外俯视变成放大的腹腔内视野，术中观察角度更加多样，可以实现非常精细的解剖，也对外科医生的解剖学知识有更高的要求，既需要外科医生有腹腔解剖的大局观，又需要其熟悉局部精细解剖，特别是理解腹腔解剖的层次和各重要间隙，这样其才能安全顺利地实施手术。

第二节　机器人根治性远端胃切除术

一、手术适应证和禁忌证

机器人根治性远端胃切除术的适应证与腹腔镜下和传统开腹远端胃切除术的适应证相同，即胃窦部癌、胃窦癌累及胃体者、胃体远端癌。病程分期以 T4a 期以内病例为宜，术前、术中分期为 Ⅰ、Ⅱ 期者。对于胃癌手术经验丰富、机器人手术系统操作熟练的医生，该手术也可用于分期为 Ⅲ 期者。

禁忌证如下：①淋巴结转移灶融合并包绕重要血管者；②有严重心、肺、肝、肾疾病，不能耐受手术或麻醉者；③腹腔内广泛严重粘连者；④严重凝血功能障碍者；⑤妊娠期者。

二、机器人手术器械的选择

机器人专用金属套管、机器人专用超声刀、有孔双极钳或者马里兰双极钳、Cadiere 无创抓钳、Mega 持针钳，以及气腹针、穿刺器、转换套管、施夹器与血管夹、电剪、电钩、吻合器、腔镜直线型切割闭合器等。

三、麻醉与患者体位

全身麻醉。患者取仰卧、头高脚低 15°体位，主刀医生坐在无菌区外的控制台前，双手正常位套入操作手柄指环,通过双手动作传动带动手术台上仿真机械臂完成各种操作,并可通过手控和踏板控制内镜。主刀医生双脚置于控制台踏板上配合完成电切、电凝等相关操作,并用一个双目内镜观察患者体腔内 3D 图像。助手位于患者左侧,通过辅助孔协助操作(图7-2-1)。

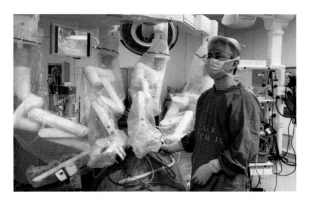

图 7-2-1　机器人根治性远端胃切除术布局场景

四、套管布局

采用"弧形五孔法"布局(图 7-2-2)。脐孔下 2 cm 处穿刺并建立气腹,置入 8 mm 套管作为镜头孔,左腋前线肋缘下置入 8 mm 套管作为机器人 4 号机械臂操作孔,左锁骨中线平脐下 2 cm 置入 12 mm 套管作为辅助孔,主要用于助手辅助操作。右腋前线肋缘下置入 8 mm 套管作为机器人 1 号机械臂操作孔,右锁骨中线平脐下 2 cm 置入 8 mm 套管作为机器人 2 号机械臂操作孔。相邻套管间距应在 7 cm 以上,避免机械臂相互干扰。

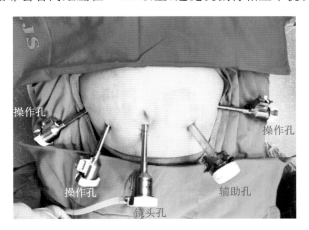

图 7-2-2　机器人根治性远端胃切除术套管布局

五、手术切除清扫范围

机器人根治性远端胃切除术必须严格遵循基本无瘤技术,包括充分切除原发病灶、彻底清除胃周淋巴结以及完全消灭腹腔游离癌细胞和微小转移灶。淋巴结清扫范围根据日本《胃癌治疗指南》(第 6 版)实施:D1 根治术需清扫第一站淋巴结第 1、3、4sb、4d、5、6、7 组;D2 根治术需在 D1 根治术的基础上清扫第二站淋巴结第 8a、9、11p、12a 组。肿瘤切除范围要求：幽门下 3～4 cm 处切断十二指肠，胃的上切缘要求距肿瘤边缘 5 cm 以上。

六、腹腔探查

建立气腹后，可先使用机器人镜头进行腹腔探查，全面检查腹腔，包括膈肌、肝脏表面、右侧腹壁、升结肠、右侧髂窝、盆腔、乙状结肠、降结肠及左侧髂窝、左侧腹壁、脾脏有无转移（图 7-2-3）。最后探查病变部位、大小、是否侵出浆膜，必要时打开胃结肠韧带进入小网膜囊，探查胃后壁和胰腺。明确可施行机器人根治性远端胃切除术后，再安装固定机器人机械臂。患者手术车置于患者右侧。主刀医生通过仿真手腕操控机械臂，右手控制机器人 4 号机械臂（超声刀），左手控制机器人 1 号、2 号机械臂，镜头位于机器人 3 号机械臂。助手位于患者左侧。

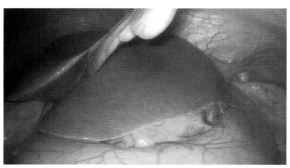

图 7-2-3　腹腔探查

七、手术步骤

根据肿瘤整块切除的原则实施分区域清扫，首先清扫第 4sb 组淋巴结，再自左向右清扫第 6 组淋巴结，其次裸化十二指肠球部，离断十二指肠，并将胃向左上方牵拉，自下向上清扫第 5、12a 组淋巴结，再次清扫第 7、8a、9、11p 组淋巴结，最后清扫第 1、3 组淋巴结。

1. 清扫第 4sb 组淋巴结　将大网膜向头侧翻起，从横结肠中部开始以超声刀离断大网膜，进入小网膜囊，沿结肠分离大网膜至结肠脾曲（图 7-2-4）。贴近胰尾部裸化胃网膜左动、静脉（图 7-2-5）并离断，清扫第 4sb 组淋巴结，裸化胃大弯直至预切除平面。清扫第 4sb 组淋巴结前，应先离断大网膜与脾下极的粘连，以免牵引过程损伤脾脏。

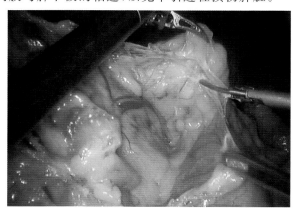

图 7-2-4　分离大网膜至结肠脾曲

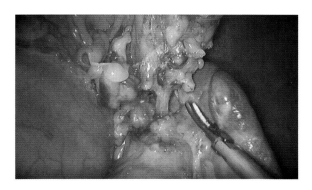

图 7-2-5　裸化胃网膜左动、静脉

2. 清扫第 6 组淋巴结　以超声刀离断大网膜至结肠肝区（图 7-2-6），在横结肠系膜前叶后方分离，切除横结肠系膜前叶。沿中结肠静脉向胰腺下缘方向分离，向右紧贴胰头表面在胰十二指肠前筋膜深面分离，暴露右结肠静脉，游离胃网膜右静脉（图 7-2-7），在胃网膜右静脉汇入胃结肠静脉干处使用血管夹夹闭后离断。继续向右分离暴露胃十二指肠动脉，裸化胃网膜右动脉起始部，使用血管夹夹闭后离断（图7-2-8），清扫第 6 组淋巴结。

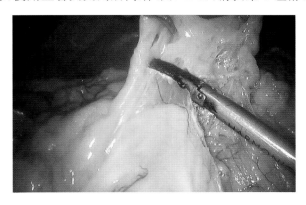

图 7-2-6　离断大网膜至结肠肝区

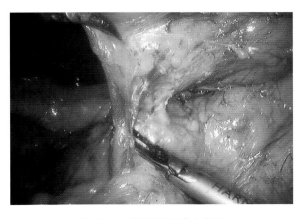

图 7-2-7　游离胃网膜右静脉

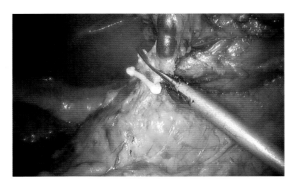

图 7-2-8　夹闭并离断胃网膜右动脉

　　江志伟教授根据其机器人根治性远端胃切除术经验,总结出"斯诺克法"清扫淋巴结,即先沿胃大弯侧(弓内)充分游离大网膜至胃网膜右动脉后方(图 7-2-9),直到十二指肠与胰腺交界处(图7-2-10),然后按照传统方法,沿横结肠系膜前叶分离,裸化胃网膜右动脉起始部,使用血管夹夹闭后离断,并清扫第 6 组淋巴结。此方法的优点是胃网膜右动脉后方充分游离,避免了在清扫第 6 组淋巴结时,胃网膜右动脉后方的出血。

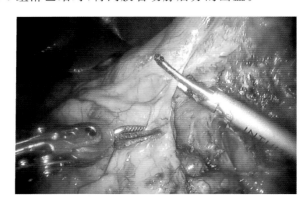

图 7-2-9　沿胃大弯侧(弓内)充分游离大网膜至胃网膜右动脉后方

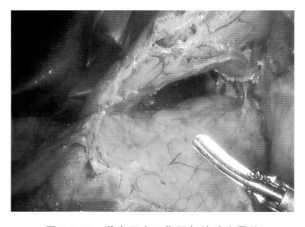

图 7-2-10　游离至十二指肠与胰腺交界处

3. 清扫第 5、12a 组淋巴结 裸化十二指肠球部,由辅助孔置入 60 mm 腔镜直线型切割闭合器,离断十二指肠。主刀医生使用机器人 1 号机械臂将肝脏挑起,助手将胃向左上方牵拉,打开肝十二指肠韧带被膜(图 7-2-11),沿胃十二指肠动脉及肝总动脉分离,充分显露肝固有动脉及胃右动脉,于胃右动脉根部应用血管夹夹闭后离断(图 7-2-12),清扫第 5、12a 组淋巴结。

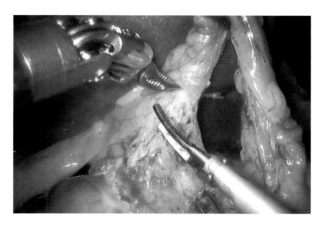

图 7-2-11 打开肝十二指肠韧带被膜

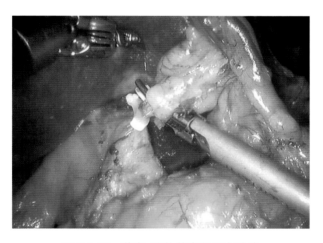

图 7-2-12 游离、结扎并离断胃右动脉

4. 清扫第 7、8a、9、11p 组淋巴结 主刀医生使用机器人 1 号机械臂抓持胃胰襞,将胃翻向上方,助手轻压胰腺,紧贴胰腺上缘游离裸化肝总动脉,并自左向右游离裸化胃左静脉,于根部使用血管夹夹闭后离断。再继续裸化腹腔动脉干、胃左动脉和脾动脉近端,于胃左动脉根部使用血管夹夹闭后离断(图 7-2-13),清扫第 7、8a、9、11p 组淋巴结(图 7-2-14、图7-2-15)。

5. 清扫第 1、3 组淋巴结 紧贴肝脏离断肝胃韧带至膈肌食管裂孔右侧清扫第 1 组淋巴结(图 7-2-16)。清扫胃小弯侧第 3 组淋巴结可由胃后壁向前或由胃前壁向后分层进行,一般用超声刀游离贲门右侧的淋巴脂肪组织至胃小弯中上 1/3 即可。用腔镜直线型切割闭合器将胃离断,将手术标本放入标本袋内,收紧标本袋袋口,放置于脐下方。

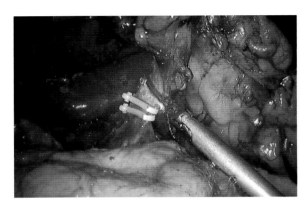

图 7-2-13　夹闭并离断胃左动脉

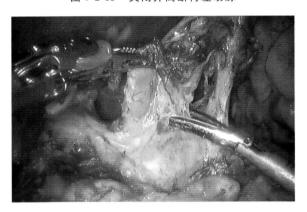

图 7-2-14　清扫第 8a 组淋巴结

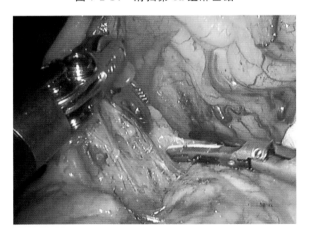

图 7-2-15　清扫第 11p 组淋巴结

八、消化道重建

1. 辅助切口行消化道重建　在上腹正中做一长 5～7 cm 切口,用切口保护套保护切口,将标本取出。在距十二指肠悬韧带 15～20 cm 空肠对系膜缘处切开肠壁,在胃大弯处切开胃壁,将腔镜直线型切割闭合器插入胃腔和空肠腔,完成残胃空肠毕Ⅱ式侧侧吻合。用单根 4-0 倒刺线关闭共同开口。

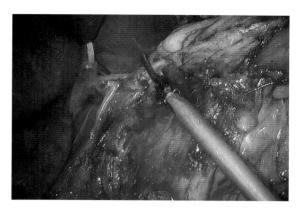

图 7-2-16 清扫第 1 组淋巴结

2. 镜下手工吻合行消化道重建 采用"两线四步法"将胃大弯侧与距十二指肠悬韧带 15～20 cm 的空肠对系膜缘吻合：①用第一根倒刺线缝合胃大弯侧后壁与空肠后壁浆肌层（图7-2-17）；②用超声刀分别切开胃大弯侧和空肠对系膜缘（图 7-2-18）；③用第二根倒刺线分别全层缝合胃与空肠的后壁（图 7-2-19）和前壁（图 7-2-20）；④用第一根倒刺线将胃和空肠前壁浆肌层加强缝合（图7-2-21）。

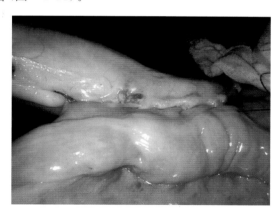

图 7-2-17 用第一根倒刺线缝合胃大弯侧后壁与空肠后壁浆肌层

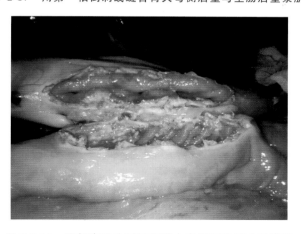

图 7-2-18 用超声刀分别切开胃大弯侧和空肠对系膜缘

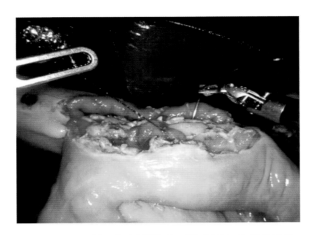

图 7-2-19　用第二根倒刺线全层缝合胃与空肠的后壁

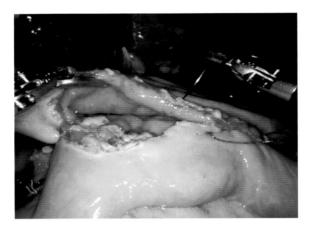

图 7-2-20　用第二根倒刺线全层缝合胃与空肠的前壁

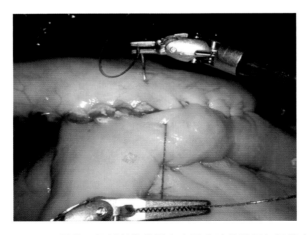

图 7-2-21　用第一根倒刺线将胃和空肠前壁浆肌层加强缝合

第三节　机器人根治性近端胃切除术

一、手术适应证和禁忌证

机器人根治性近端胃切除术的适应证类似于腹腔镜手术。早期胃上部癌是机器人根治性近端胃切除术的适应证之一，浸润深度在 T2 期以内的进展期胃上部癌行机器人根治性近端胃切除术也已被认可。对胃上部进展期局限型癌（肿瘤直径≤3 cm），同时第 5、6 组淋巴结阴性的患者也可行机器人根治性近端胃切除术，但应注意术后残胃容积应占原胃容积的1/3 以上，且残胃与食管吻合无张力。

机器人根治性近端胃切除术的禁忌证与腹腔镜手术也类似。对胃上部癌伴大面积浆膜层受侵，或肿瘤直径大于 10 cm，或淋巴结转移灶融合并包绕重要血管者和（或）肿瘤与周围组织器官广泛浸润者不宜采用机器人手术。而对胃上部进展期浸润型癌、胃上部局限型癌且肿瘤直径大于 3 cm 者，或第 5、6 组淋巴结阳性的患者则应行全胃切除术，以保证手术根治的彻底性。

二、机器人手术器械的选择

同第七章第二节。

三、麻醉与患者体位

同第七章第二节。

四、套管布局

同第七章第二节。

五、手术切除清扫范围

机器人根治性近端胃切除术必须严格遵循基本无瘤技术，包括充分切除原发病灶、彻底清除胃周淋巴结以及完全消灭腹腔游离癌细胞和微小转移灶。淋巴结清扫范围根据日本《胃癌治疗指南》（第 6 版）实施，应切除胃近端大部、食管下段部分。食管切缘与肿瘤之间距离应大于 3 cm，胃切缘与肿瘤之间距离应大于 5 cm。近端胃癌 D2 根治术应常规清扫第 1、2、3、4sa、4sb、4d、7、8a、9、10、11p 和 11d 组淋巴结，侵犯食管时增加清扫第 110 组淋巴结。

六、腹腔探查

同第七章第二节。

七、手术步骤

根据肿瘤整块切除的原则实施分区域清扫。清扫顺序如下：4sb→4sa→2→4d→8a→7→9→11p→11d→10→1。

1. 清扫第 4sb、4sa、2 组淋巴结　主刀医生用机器人 1 号和 2 号机械臂将大网膜向头侧翻起，从横结肠偏左部开始以超声刀离断大网膜，进入小网膜囊，沿结肠分离胃结肠韧带至

结肠脾曲(图 7-3-1)。主刀医生用机器人 1 号机械臂钳夹胃大弯侧将胃向右侧牵拉,用机器
人 2 号机械臂向上提起胃脾韧带,将胃网膜左动、静脉干垂直竖起,助手牵拉横结肠脾区或
向下轻轻按压胰尾,用超声刀贴近胰尾裸化胃网膜左动、静脉并在根部结扎离断(图 7-3-2),
同时完成第 4sb 组淋巴结的清扫,继续向上分离出胃短动、静脉,分别在根部钳夹切断,清扫
第 4sa 组淋巴结(图 7-3-3)。

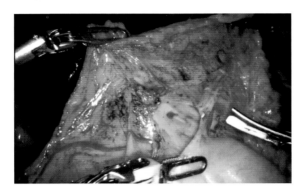

图 7-3-1　分离胃结肠韧带至结肠脾曲

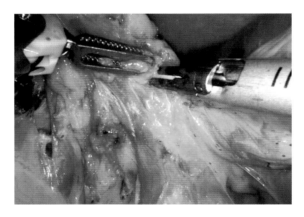

图 7-3-2　裸化胃网膜左动、静脉

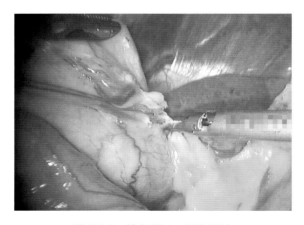

图 7-3-3　清扫第 4sa 组淋巴结

主刀医生用机器人1号机械臂向右上方牵拉胃底体部胃壁,暴露贲门左侧区域(图7-3-4)。用超声刀从脾上极开始沿膈肌向食管裂孔方向分离胃膈韧带。分离至左侧肋膈角附近时,用机器人1号和2号机械臂向右上方牵拉胃底贲门部胃壁以方便暴露左侧肋膈角,使超声刀紧贴左侧肋膈角,分离食管贲门左侧的淋巴脂肪组织,并进一步裸化食管下段左侧。此时,应注意常有左膈下动脉发出的胃底支,应将其裸化并于根部离断,完成第2组淋巴结的清扫。

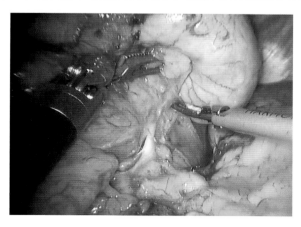

图 7-3-4 暴露贲门左侧区域

2. 大网膜中向右侧游离胃结肠韧带,清扫第 4d 组淋巴结和裸化胃大弯 主刀医生用机器人1号机械臂将胃牵向左上腹,助手用肠钳将结肠牵向下腹方向,用超声刀沿横结肠向右侧游离,至结肠肝曲后转向十二指肠球部下方游离,注意保护胃网膜右动、静脉。将胃翻向右上方,再次仔细探查肿瘤部位及其周围浸润情况,决定是否可行根治性近端胃切除术。

用超声刀沿胃血管弓将其打开并裸化,清除第 4d 组淋巴结(图 7-3-5),直至拟定切除胃大弯处,上钛夹后用超声刀切断胃血管弓,游离裸化胃大弯。

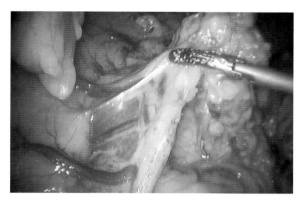

图 7-3-5 沿胃血管弓将其打开并裸化

3. 胰腺前被膜→依次清扫第 8a、7、9、11p、11d、10 组淋巴结→胃后向上至食管膈肌裂孔 主刀医生用机器人1号机械臂抓持胃胰襞约中上 1/3 交界处,将胃翻向上方。从胰头颈交界处下缘开始沿着胰腺的走行方向完整剥离胰腺被膜至胰体和胰尾上缘。紧贴胰腺上缘,在最容易显露肝总动脉处开始,打开肝总动脉外鞘,暴露肝总动脉,从右往左至腹腔动脉处,清扫肝总动脉前面和上面的淋巴脂肪组织,完成第 8a 组淋巴结的清扫。

用超声刀先沿着腹腔动脉右侧缘的解剖间隙,后沿着腹腔动脉左侧缘的解剖间隙,使胃左静脉、胃左动脉根部、脾动脉起始处完全显露(图 7-3-6),完整清扫其表面淋巴脂肪组织,分别上血管夹结扎并离断胃左静脉和胃左动脉(图 7-3-7),完成第 7、9 组淋巴结的清扫。

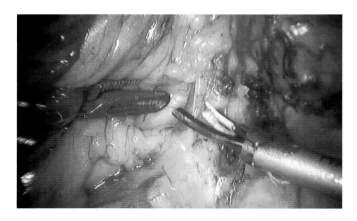

图 7-3-6　游离胃左静脉

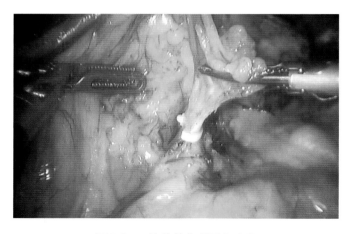

图 7-3-7　结扎并离断胃左动脉

主刀医生用机器人 1 号机械臂抓持胃体上部大弯侧往右上方提拉,暴露脾门区。机器人 2 号和 4 号机械臂继续密切配合,沿脾动脉表面的解剖间隙裸化脾动脉主干至脾叶动脉的分支处,清扫脾动脉近端和远端周围的淋巴脂肪组织,完成第 11p、11d 组淋巴结的清扫。

在脾门周围,主刀医生用机器人 2 号机械臂轻轻地提起胃脾韧带内脾血管分支表面的淋巴脂肪组织,用超声刀非功能面紧贴着脾叶动脉及脾叶静脉表面的解剖间隙,小心、细致地钝、锐性交替推、剥及切割分离,将脾门周围区域各血管分支完全裸化,完成第 10 组淋巴结的清扫。主刀医生用机器人 1 号机械臂钳夹胃体后壁往上提起,暴露左、右肋膈角和胃底贲门后壁,用超声刀沿左、右肋膈角表面的无血管间隙离断胃膈韧带,直至显露食管裂孔。

4. 清扫第 1 组淋巴结　主刀医生用机器人 1 号机械臂往上挑起肝左叶,将大网膜和胃向尾侧牵拉,用超声刀靠肝侧打开并离断肝胃韧带至贲门右侧,清扫第 1 组淋巴结(图 7-3-8)。

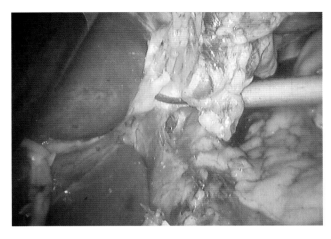

图 7-3-8　清扫第 1 组淋巴结

　　离断右侧迷走神经干,裸化食管右侧,显露食管下段和贲门处(图 7-3-9)。无须刻意清扫第 3 组淋巴结,在切除全胃时连同小网膜一并移除。

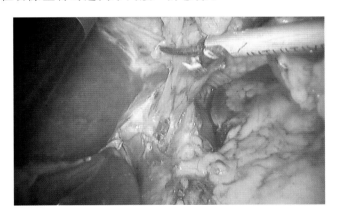

图 7-3-9　显露食管下段和贲门处

八、消化道重建

　　1. 辅助切口行消化道重建　在上腹正中做一长 5～7 cm 切口,用切口保护套保护切口。在距离肿瘤上缘 2～3 cm 食管处上荷包钳,在荷包钳的下方锐性离断食管。用碘伏棉球消毒食管残端,放置并收紧荷包线固定于抵钉座。用电刀在胃体上部前壁做一长约 3 cm 切口,碘伏棉球消毒胃腔,置入直径 21 mm 或 25 mm 圆形吻合器在胃大弯稍靠后壁合适部位引出,行食管残胃吻合。用腔镜直线型切割闭合器在距离肿瘤下缘 5 cm 处离断胃体。用 3-0 或 4-0 可吸收线间断全层加固食管残胃吻合口。

　　2. 镜下手工吻合行消化道重建　在距离肿瘤上缘 2～3 cm 食管处用腔镜直线型切割闭合器离断食管,在距离肿瘤下缘 5 cm 处用腔镜直线型切割闭合器离断胃体,将切除标本置入标本袋中。采用"两线四步法"将胃前壁与食管吻合:①用第一根倒刺线缝合胃前壁与食管后壁(图7-3-10);②用超声刀分别切开胃前壁和食管(图7-3-11),此时食管残端可以留有部分吻合钉,起到牵拉作用,边缝合边去除食管残端吻合钉;③用第二根倒刺线分别全层缝合胃与食管的后壁(图 7-3-12)和前壁(图 7-3-13);④用第一根倒刺线将胃和食管前壁包埋加强(图7-3-14)。

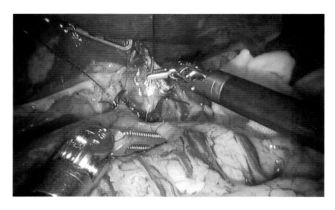

图 7-3-10   用第一根倒刺线缝合胃前壁与食管后壁

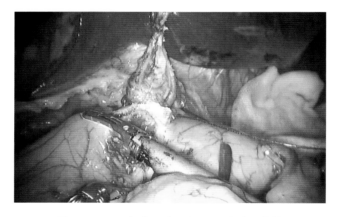

图 7-3-11   用超声刀分别切开胃前壁和食管

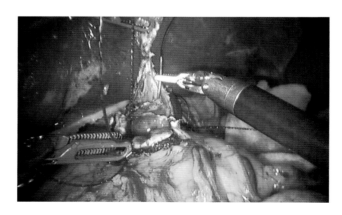

图 7-3-12   用第二根倒刺线全层缝合胃与食管的后壁

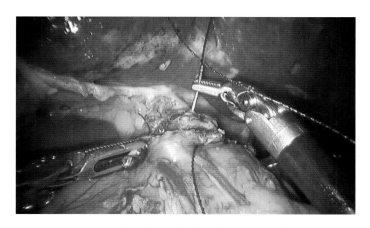

图 7-3-13 用第二根倒刺线全层缝合胃与食管的前壁

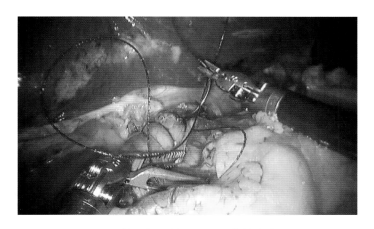

图 7-3-14 用第一根倒刺线将胃和食管前壁包埋加强

第四节 机器人根治性全胃切除术

一、手术适应证和禁忌证

机器人根治性全胃切除术适应证：①病变未超过贲门齿状线的 UM 区、M 区、UML 区的进展期胃癌；②病变广泛或多灶性的早期胃癌；③局部晚期胃癌可行姑息性全胃切除术者。

禁忌证如下：①淋巴结转移灶融合并包绕重要血管者；②有严重心、肺、肝、肾疾病，不能耐受手术或麻醉者；③腹腔内广泛严重粘连者；④胃癌穿孔、大出血等急症手术者；⑤严重凝血功能障碍者；⑥妊娠期者。

二、机器人手术器械的选择

同第七章第二节。

三、麻醉与患者体位

同第七章第二节。

四、套管布局

同第七章第二节。

五、手术切除清扫范围

机器人根治性全胃切除术适用于胃中部癌,切除全部胃组织及网膜,近端超过贲门、远端超过幽门。病灶靠近贲门者,近端切线应在贲门齿状线上 3～5 cm(根据 Borrmann 分型决定);病灶靠近幽门者,远端切线应在幽门下 2～3 cm 处十二指肠。

六、腹腔探查

同第七章第二节。

七、手术步骤

根据肿瘤整块切除的原则实施分区域清扫。清扫顺序如下:4sb→4sa→4d→14v→6→5→12a→8a→7→9→11p→11d→10→2→1。清扫顺序可根据个人经验和习惯而有不同。

1. 清扫第 4sb、4sa 组淋巴结　主刀医生用机器人 1 号和 2 号机械臂将大网膜向头侧翻起,从横结肠偏左部开始以超声刀离断大网膜,进入小网膜囊,沿结肠分离胃结肠韧带至结肠脾曲(图 7-4-1)。主刀医生用机器人 1 号机械臂钳夹胃大弯侧将胃向右侧牵拉,用机器人 2 号机械臂向上提起胃脾韧带,将胃网膜左动、静脉干垂直竖起,助手牵拉横结肠脾区或向下轻轻按压胰尾,用超声刀贴近胰尾裸化胃网膜左动、静脉并在根部结扎离断(图 7-4-2),同时完成第 4sb 组淋巴结的清扫,继续向上分离出胃短动、静脉,分别在根部钳夹切断,清扫第 4sa 组淋巴结(图7-4-3)。

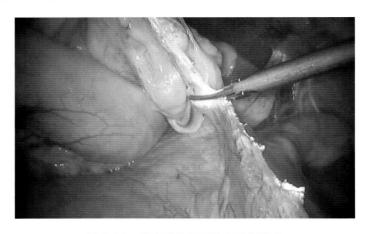

图 7-4-1　分离胃结肠韧带至结肠脾曲

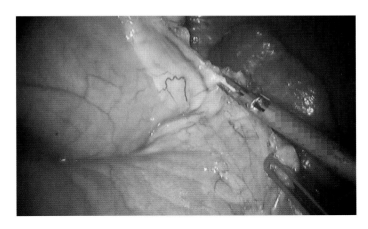

图 7-4-2　裸化胃网膜左动、静脉

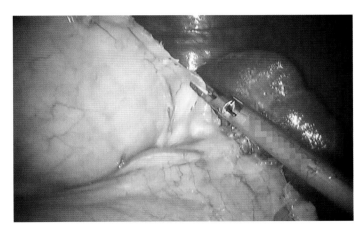

图 7-4-3　清扫第 4sa 组淋巴结

2. 清扫第 4d、14v、6 组淋巴结　继续向右侧离断大网膜至结肠肝曲,清扫第 4d 组淋巴结。横结肠系膜前叶在近胰头处与胃网膜右静脉、右结肠静脉和 Henle 干被膜相互移行融合,沿中结肠静脉表面向胰腺下缘方向分离,铲除横结肠系膜前叶,并于胰腺下缘显露肠系膜上静脉。向右紧贴胰头表面在胰十二指肠前筋膜深面分离,暴露右结肠静脉,在胃网膜右静脉汇入胃结肠静脉干处上血管夹后切断。沿横结肠系膜前叶向胰腺被膜移行方向,在其深面游离,裸化胃网膜右动脉根部,近端上血管夹后,用超声刀离断(图 7-4-4)。继续向右紧贴胰头表面分离,裸化十二指肠上段。

3. 清扫第 5、12a 组淋巴结　主刀医生用机器人 1 号机械臂将肝脏挑起,助手协助主刀医生将胃向左上方牵拉,打开肝十二指肠韧带被膜,沿胃十二指肠动脉及肝总动脉分离,充分显露肝固有动脉及胃右动脉(图 7-4-5),于胃右动脉根部应用血管夹夹闭后离断,清扫第 5、12a 组淋巴结。裸化十二指肠球部,由辅助孔置入 60 mm 腔镜直线型切割闭合器,离断十二指肠(图 7-4-6)。

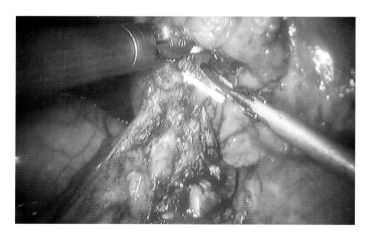

图 7-4-4   裸化胃网膜右动脉根部,近端上血管夹后,用超声刀离断

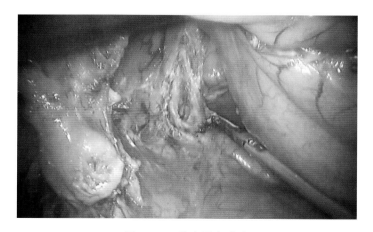

图 7-4-5   游离胃右动脉

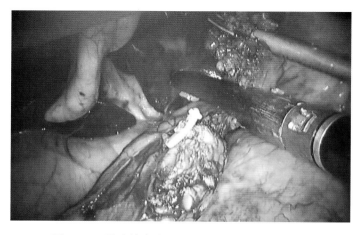

图 7-4-6   用腔镜直线型切割闭合器离断十二指肠

4. 清扫第 8a、7、9、11p 组淋巴结　主刀医生用机器人 1 号机械臂抓持胃胰襞，将胃翻向上方，助手轻压胰腺，紧贴胰腺上缘游离裸化肝总动脉，清扫第 8a 组淋巴结（图7-4-7、图7-4-8），并自左向右游离裸化胃左静脉（图7-4-9），于根部使用血管夹夹闭后离断。再继续裸化腹腔动脉干、胃左动脉和脾动脉近端，于胃左动脉根部使用血管夹夹闭后离断（图7-4-10），清扫第 7、9、11p 组淋巴结。

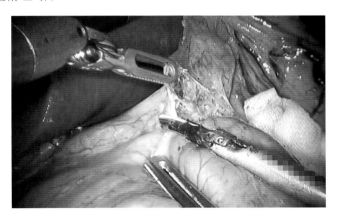

图 7-4-7　紧贴胰腺上缘游离裸化肝总动脉

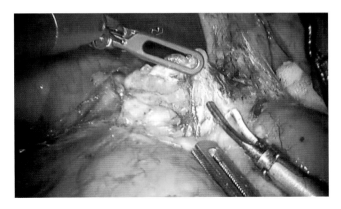

图 7-4-8　清扫第 8a 组淋巴结

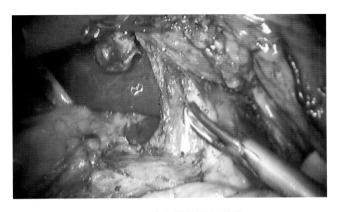

图 7-4-9　游离裸化胃左静脉

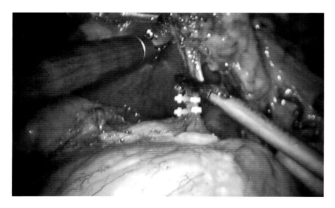

图 7-4-10　夹闭并离断胃左动脉

5.清扫第 11d、10、2、1 组淋巴结　将胰腺压向右下方,紧贴肾前筋膜前的疏松间隙内分离,沿脾动脉远端清扫第 11d 组淋巴结(图 7-4-11),继续沿脾动脉分离并显露其分支,清扫第 10 组淋巴结(图 7-4-12、图 7-4-13)。沿膈肌食管裂孔向左游离食管,切开食管前面腹膜,清扫第 2 组淋巴结(图 7-4-14),继续用超声刀靠肝侧离断肝胃韧带至贲门右侧,清扫第 1组淋巴结(图 7-4-15)。将食管向前下牵引,于食管左前侧离断迷走神经前干,再于食管右后侧离断迷走神经后干。无需刻意清扫第 3 组淋巴结,在切除全胃时连同小网膜一并移除。

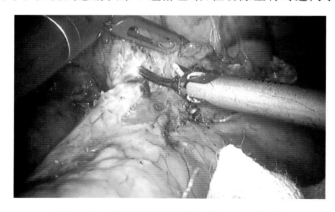

图 7-4-11　沿脾动脉远端清扫第 11d 组淋巴结

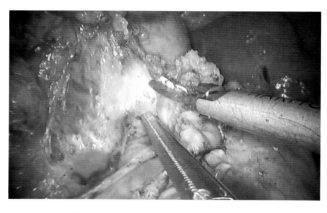

图 7-4-12　清扫第 10 组淋巴结(一)

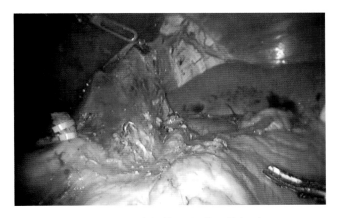

图 7-4-13 清扫第 10 组淋巴结(二)

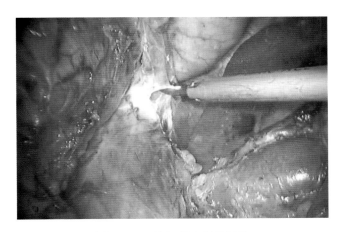

图 7-4-14 清扫第 2 组淋巴结

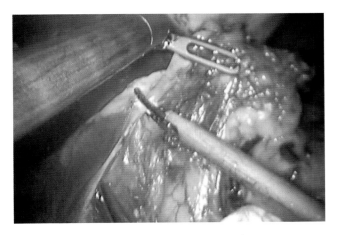

图 7-4-15 清扫第 1 组淋巴结

八、消化道重建

1. 辅助切口行消化道重建（Roux-en-Y）　在上腹正中做一长5～7 cm切口，用切口保护套保护切口。在距离肿瘤上缘2～3 cm食管处上荷包钳，在荷包钳的下方锐性离断食管，移除肿瘤标本。用碘伏棉球消毒食管残端，放置并收紧荷包线固定于抵钉座。将空肠提出切口外，在距十二指肠悬韧带10～20 cm处切断，自远端空肠断端置入直径23 mm或25 mm圆形吻合器完成食管空肠端侧吻合，用3-0或4-0可吸收线间断全层缝合食管空肠吻合口。在距食管空肠吻合口45～50 cm处完成近、远端空肠端侧吻合，用4-0可吸收线间断缝合浆肌层包埋空肠空肠吻合口。间断缝合关闭小肠系膜裂孔。荷包缝合包埋加强十二指肠残端。

2. 镜下手工吻合行消化道重建　助手用腔镜直线型切割闭合器离断食管（图7-4-16），将切除标本置入标本袋中。采用"两线四步法"将空肠与食管吻合：①用第一根倒刺线缝合空肠壁与食管后壁（图7-4-17）；②用超声刀分别切开空肠前壁和食管（图7-4-18）；③用第二根倒刺线分别全层缝合空肠与食管的后壁（图7-4-19）和前壁（图7-4-20），此时食管残端可以留有部分吻合钉，起到牵拉作用，边缝合边去除食管残端吻合钉（图7-4-21）；④用第一根倒刺线将空肠和食管前壁加强缝合（图7-4-22）。距食管空肠吻合口5 cm处的近端空肠用双7号丝线双重捆扎，封闭肠腔（图7-4-23）。同样用"两线四步法"将距十二指肠悬韧带15～20 cm处的空肠与距食管空肠吻合口远端45～50 cm处的空肠行侧侧吻合（图7-4-24）。

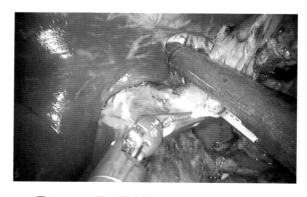

图 7-4-16　用腔镜直线型切割闭合器离断食管

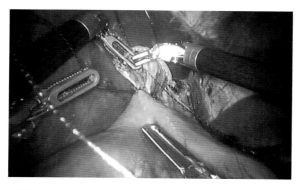

图 7-4-17　用第一根倒刺线缝合空肠壁与食管后壁

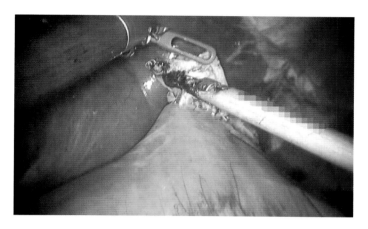

图 7-4-18　用超声刀分别切开空肠前壁和食管

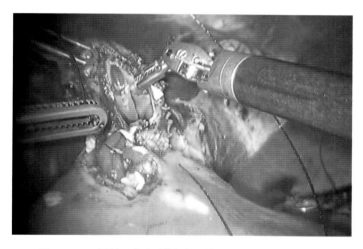

图 7-4-19　用第二根倒刺线全层缝合空肠与食管的后壁

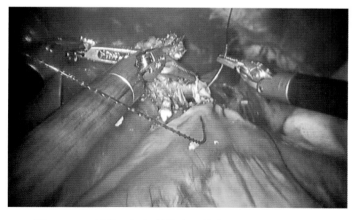

图 7-4-20　用第二根倒刺线全层缝合空肠与食管的前壁

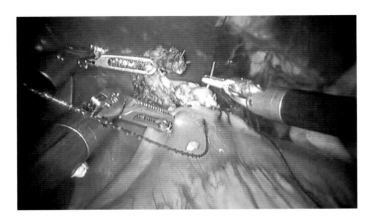

图 7-4-21　边缝合边去除食管残端吻合钉

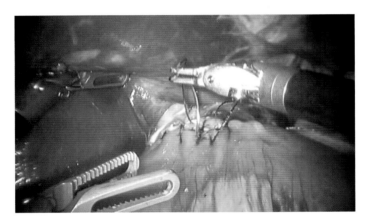

图 7-4-22　用第一根倒刺线将空肠和食管前壁加强缝合

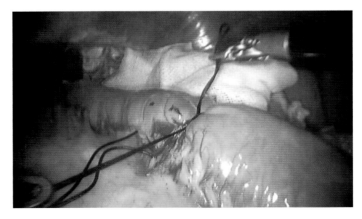

图 7-4-23　距食管空肠吻合口 5 cm 处的近端空肠用双 7 号丝线封闭肠腔

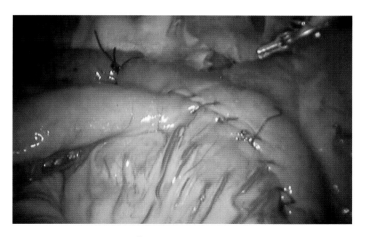

图 7-4-24　用"两线四步法"将近端空肠与远端空肠行侧侧吻合

第五节　机器人胃切除术的围手术期处理措施及并发症的预防与处理

一、加速康复外科围手术期处理措施

1. 术前措施　术前向患者及其家属和陪护人员进行认真的宣教,详尽告知患者的病情(在允许范围内)、可能采取的手术方式、康复各阶段可能需要的时间等,耐心地做好患者的思想工作,让接受手术的患者参观术后康复病房,使患者能更好地配合医护人员完成手术,平稳度过围手术期,减少手术并发症的发生。术前不常规行机械性肠道准备。术前不再整夜禁食,常规禁食 6 h,禁饮 2 h。术前不常规放置鼻胃管。

2. 麻醉与镇痛　不行术前用药。采用全身麻醉的方式,全身麻醉的诱导和维持采用丙泊酚、芬太尼和肌松药;关闭腹膜时停止给予丙泊酚,缝合皮肤时停止给予瑞芬太尼,切口注射罗哌卡因以镇痛;术后采用多模式镇痛方案:术后给予非甾体抗炎药;静脉滴注甲泼尼龙;口服氨酚羟考酮片;住院期间尽量避免应用阿片类镇痛药。

3. 液体治疗　液体治疗总的原则是补充生理需要量和丢失量,尽量避免血容量过多或过少。

术前:患者术前 2 h 可以饮水,首选碳水化合物饮品。如果发生梗阻或其他原因不能饮水,采用静脉补液的方式补充因禁食丢失的液体量。术前不留置胃管。

术中:术中按照补液量=80 mL×禁食时间(h)的原则进行补液,如果术中有出血则用等容量的血浆代用品来补充丢失量,但最多只能补充 500 mL;腹腔手术水分挥发量较少,所以不常规补充术中挥发量,手术时间长于 5 h 时需补充挥发量。

术后:术后静脉补充必需的葡萄糖与生理盐水(根据电解质情况加入钾盐),鼓励患者尽早饮水(术后 4 h 开始)。

4. 手术措施　不行胃肠减压;如果术中放置引流管,应在术后尽早拔除。机器人手术时,术中尽量采用小切口;术中应用抗生素 1 次。

5. 术后措施　术后第 1 天拔除导尿管(有膀胱部分切除的患者除外),以降低泌尿系统感染的可能性;术后6~8 h鼓励患者下床活动并恢复经口进流质饮食(每天给予4次口服肠内营养蛋白制剂,每次约200 mL);术后第1天口服乳果糖以刺激肠功能恢复;患者均计划在术后第5天出院,并告知患者出院后如有任何问题随时来院复诊。出院标准如下:①患者可经口进食,无需静脉补液;②患者可自由行走;③患者口服镇痛药可以有效地控制疼痛;④患者同意出院。

二、机器人胃切除术常见并发症的预防与处理

机器人手术在腔镜手术的基础上进行了重大器械革新,克服了传统腔镜手术的很多不足,但依然存在一些腔镜手术特有的并发症。在机器人胃癌手术中,已知的并发症主要包括局部并发症、系统并发症、气腹相关并发症,以及与套管穿刺、辅助切口有关的并发症四大类。如何在发展机器人胃癌手术技术的同时,预防和处理相关并发症,尽量减少对患者的创伤,成为机器人手术推广道路上无法忽视的问题。

1. 局部并发症的预防与处理

(1)腹腔出血:腹腔出血多发生于术中,发生原因如下。①误伤血管;②过度牵拉脏器或血管;③解剖结构不清;④超声刀使用不当。术者手术经验的积累、机器人手术系统的完善等可极大程度地避免上述情况的发生。出现术中出血时,术者亦可根据医院自身条件及个人习惯选用电钩、血管夹等相关器械配合止血。

(2)吻合口并发症:常见的有吻合口出血及吻合口瘘两类并发症。①术后吻合口出血时,出血量少可保守治疗,出血量大于100 mL/h时,则应果断选择内镜下或开腹手术止血。②发生吻合口瘘时,应及时引流处理,效果不佳时可考虑再次手术。

(3)十二指肠残端瘘:机器人胃癌根治术后严重的并发症之一。通常情况下发生率较低,并且大部分可通过保守治疗(如腹腔引流、肠外营养、使用生长抑素等)治愈。在上述治疗手段无效或合并其他并发症(如腹腔出血等)时才考虑手术治疗。

(4)胰瘘和胰腺炎:术中损伤胰腺组织是发生胰瘘和胰腺炎的直接原因。在传统腹腔镜手术中,探究胰腺损伤产生的原因,一是腹腔镜胃切除术中手术钳对胰腺的压迫;二是超声刀功能面的热传导。笔者所在单位(江苏省中医院)的前期研究显示实施机器人胃癌根治术可以降低包括胰瘘在内的术后并发症发生率,因为机器人机械臂的优势,可最大限度减轻其对胰腺及周围组织的拉扯。同时机器人胃切除术中,术者能更明确地辨别胰腺局部微小解剖间隙,减少医源性创伤。

胰瘘的发生率很低,但后果却极为严重,一旦并发腹腔感染或脓肿,将造成严重全身性感染和腹腔大出血,直接威胁患者的生命,应引起外科医生足够的重视。若出现胰瘘,应保证腹腔双套管冲洗通畅,并及时使用抑制胰腺分泌的药物,必要时行手术引流和灌洗。

(5)肠梗阻:粘连和炎症反应是发生术后肠梗阻的主要原因。术后早期下床活动是有效的预防措施之一。术后出现肠梗阻时,通常选择保守治疗,若保守治疗无效,应行手术治疗。

(6)术后胃瘫综合征:胃大部切除术后早期出现的并发症。目前研究多认为该情况的发生与手术应激兴奋交感神经有关,继而抑制胃肠平滑肌的收缩。因此,降低交感神经兴奋性是有效预防术后胃瘫综合征的方法之一。此外,术前做好患者的思想工作,解除其紧张情绪;充分做好准备,纠正贫血、水和电解质紊乱;手术操作避免损伤和刺激胃迷走神经及肠系膜根部的神经等方式,都是良好的预防措施。一旦发生术后胃瘫综合征,采取禁食、持续胃

肠减压、加强肠外营养、促进胃肠道蠕动、给予消化酶等措施多可逐步缓解。

（7）淋巴漏：随着微创技术在胃癌根治术中的开展，淋巴漏的发生率已经非常低，但手术过程仍不可掉以轻心。实施机器人胃癌根治术的过程中，术者应充分利用机器人的镜头和操作优势，更加彻底地清扫淋巴结，术后妥善引流，预防淋巴漏的发生。若发生淋巴漏，则更应保持引流通畅。

2. 系统并发症 已知的机器人胃切除术后系统并发症与开放手术、传统腹腔镜手术一样，包括肺部感染、心脑血管并发症、肝功能异常、泌尿系统感染、深静脉血栓形成等。预防措施：其一是使用微创技术，因此应用机器人手术本身就是预防系统并发症的有效措施；其二，随着加速康复外科模式的发展，探索其结合机器人胃切除术管理模式也是探索减少围手术期并发症的可行道路。

3. 气腹相关并发症 高碳酸血症、皮下气肿、气栓等是机器人胃切除术常见的与气腹相关的并发症。出于预防考虑，术中应持续监测气腹压力，通常维持在 $10\sim15$ mmHg，以减小 CO_2 腹腔-血液间的压力梯度。同时，尽量缩短手术时间，这也是预防气腹相关并发症的方法之一，但在机器人胃切除术领域，做到这一点需要完善的器械准备且术者应有较高的操作熟练度。

此外，已有研究证据证明，免气腹腹腔镜胃癌根治术通过悬吊装置，可在一定程度上替代传统气腹，扩大了腹腔镜手术的适应证。未来可考虑该技术是否能进一步改进，通过与机器人手术结合，创造机器人免气腹胃癌根治术的新方式，从而降低气腹相关并发症的发生率。

4. 与套管穿刺、辅助切口有关的并发症 套管损伤腹壁动脉、穿刺失控导致腹膜后血管破裂出血或肠管损伤等是自微创技术发展以来特有的并发症。因此，在术前须准确评估患者情况，选择合适的穿刺点和适当的穿刺方式（套管、气腹针穿刺或直接切开等）。

机器人胃切除术常见并发症的预防与处理大抵如上述所言。除此之外，机器人胃切除术作为新的手术方式，有其独特的学习曲线。术者经验在 30 例及以下是发生严重并发症及局部并发症的独立危险因素。因此，在机器人手术学习曲线阶段，术者的经验积累和对患者的严格筛选也是预防并发症发生的方法之一。

参 考 文 献

［1］ 《机器人胃癌手术专家共识（2015 版）》编审委员会.机器人胃癌手术专家共识（2015版）[J].中国研究型医院,2016,3(1):22-28.

［2］ 蔡辉,马云涛,卢婷婷,等.中国机器人胃癌手术指南[J].中华普通外科杂志,2021,36(8):635-640.

［3］ OJIMA T,HAYATA K,KITADANI J,et al. Robotic curative para-aortic lymph node dissection via INfra-mesocolon for gastric cancer:robotic CAVING approach[J].Surg Oncol,2021,39:101658.

［4］ ITO A,SHIBASAKI S,MATSUOKA H,et al.[Robot-assisted surgery for stage Ⅳ gastric cancer with liver metastases—report of a case][J].Gan To Kagaku Ryoho, 2022,49(2):202-204.

［5］ LIANG W Q,HUANG J,SONG L Q,et al. Five-year long-term comparison of robotic and laparoscopic gastrectomy for gastric cancer:a large single-center cohort study[J]. Surg Endosc,2023,37(8):6333-6342.

[6]　LI Z Y, ZHOU Y B, LI T Y, et al. Robotic gastrectomy versus laparoscopic gastrectomy for gastric cancer:a multicenter cohort study of 5402 patients in China [J]. Ann Surg,2023,277(1):e87-e95.

[7]　LOUREIRO P,BARBOSA J P,VALE J F,et al. Laparoscopic versus robotic gastric cancer surgery:short-term outcomes-systematic review and meta-analysis of 25,521 patients[J]. J Laparoendosc Adv Surg Tech A,2023,33(8):782-800.

[8]　张小磊,江志伟,王刚,等. 机器人及腹腔镜胃癌根治术后胰瘘发生的影响因素分析 [J]. 腹部外科,2022,35(6):408-412.

（王　刚　王海锋　张婷婷）

第八章　机器人胃间质瘤切除术

第一节　机器人胃间质瘤楔形切除术

胃间质瘤的发病率比较低,可发生于胃的各个部位,一般早期可无明显症状,随着肿瘤体积逐渐增大,压迫周围脏器或者肿瘤破溃出血而出现相应的临床症状。目前临床胃间质瘤的治疗方式以手术切除为主。近年来,随着外科技术及设备的发展,伴随 2D 腹腔镜、3D 腹腔镜、达芬奇机器人手术系统的临床应用,胃间质瘤的手术方式已经由传统开放手术向微创手术发展。达芬奇机器人手术系统是最先进的腹腔镜微创设备,其在腹部微创手术方面较腹腔镜有其独特的优势。由于胃间质瘤的大小、位置不同,应该选择合适的切除方案。在机器人手术过程中要始终遵循开放手术的基本原则,即"非接触、少挤压",避免肿瘤破碎播散,导致腹腔种植。本节主要分享一例机器人胃间质瘤楔形切除术病例。

一、手术适应证和禁忌证

1. 适应证

(1) 肿瘤位于胃底、胃大弯等有利位置。

(2) 肿瘤直径不大于 5 cm。

2. 禁忌证

(1) 肿瘤位于贲门、幽门、胃小弯等不利位置。

(2) 存在周围脏器转移侵犯。

(3) 肿瘤直径大于 5 cm。

(4) 需要行联合脏器切除术。

(5) 有严重心、肝、肾疾病不能耐受手术。

(6) 腹部多次手术史,腹腔严重粘连。

(7) 消化道出血、穿孔等急症手术。

(8) 患者及其家属拒绝达芬奇机器人手术。

二、机器人手术器械的选择

机器人专用金属套管、机器人专用超声刀、Cadiere 无创抓钳、Mega 持针钳,以及气腹针、荷包线、倒刺线、穿刺器、施夹器、胃镜、腔镜直线型切割闭合器及钉仓、电剪等。

三、麻醉与患者体位

全身麻醉。患者取仰卧、头高脚低 $15°\sim30°$ 体位,主刀医生坐在无菌区外的控制台前,通过双手操作控制器带动手术台上机械臂完成各种操作,并可通过手控和踏板控制内镜调整视野范围及角度。助手位于患者左侧,通过辅助孔利用腹腔镜器械协助操作。

四、套管布局

常规采用五孔法布局,脐下置入 8 mm 套管作为镜头孔,双侧腋前线肋下、双侧锁骨中线平脐处分别置入 8 mm、8 mm、12 mm 和 8 mm 套管作为操作孔,其中 12 mm 套管孔为辅助孔(图 8-1-1)。

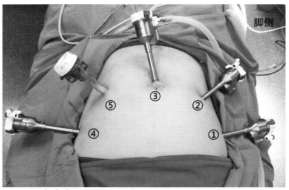

①②④—操作孔; ③—镜头孔; ⑤—辅助孔

图 8-1-1　腹部套管布局

五、手术步骤

(1)碘伏消毒、铺单,完成达芬奇机器人手术系统设备装机,置入机器人操作器械,开始进行探查和手术操作。

(2)操作前常规探查腹腔,观察肝、胆囊、胃、脾、大网膜、结肠、小肠及盆腔有无肿瘤种植及转移,腹腔有无粘连。

(3)采用荷包线体外打结法悬吊肝暴露术野。联合胃镜继续探查肿瘤,见肿瘤位于胃底,大小约 3 cm×4 cm,腔内生长,肿瘤距离贲门约 2 cm(图 8-1-2)。

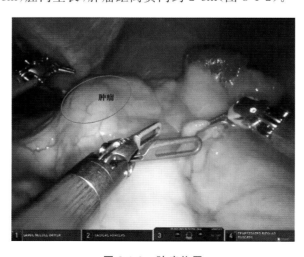

图 8-1-2　肿瘤位置

（4）手术过程遵循"非接触、少挤压"原则。用超声刀沿胃大弯侧游离，接近胃底时，用锁扣夹夹闭胃短动、静脉（图 8-1-3），避免术中及术后出血。由于肿瘤较大，避免术后贲门损伤或者术后贲门狭窄，继续沿着胃底向贲门左侧游离，显露 His 角，裸化暴露食管。同时游离胃体，让胃体及胃底充分游离，便于腔镜直线型切割闭合器的使用，保证肿瘤完整楔形切除。

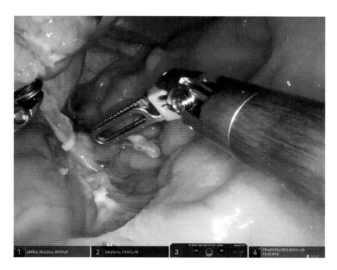

图 8-1-3　用锁扣夹夹闭胃短动、静脉

（5）确保肿瘤游离后，助手经辅助孔置入第一枚钉仓，由胃大弯侧进入，调整腔镜直线型切割闭合器方向，评估肿瘤可完整切除后，夹闭后激发腔镜直线型切割闭合器（图 8-1-4）。撤出腔镜直线型切割闭合器，更换钉仓后继续置入腹腔，并沿第一枚钉仓的切缘向胃底贲门左侧进入，调整腔镜直线型切割闭合器方向，确定贲门及肿瘤的距离安全后夹闭并完成激发，完整切除肿瘤。

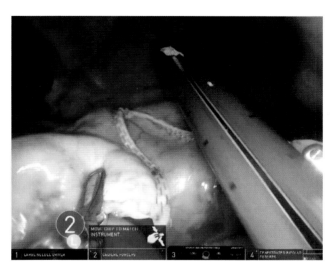

图 8-1-4　夹闭后激发腔镜直线型切割闭合器

（6）将肿瘤置入标本袋中，收紧袋口，将标本袋移至腹腔一侧（图 8-1-5）。

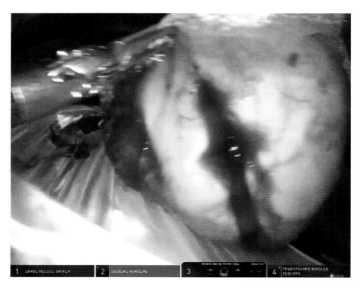

图 8-1-5　将肿瘤置入标本袋中

（7）利用机器人手术系统镜下缝合的优势，用 4-0 倒刺线缝合浆肌层包埋胃壁切缘（图 8-1-6）。

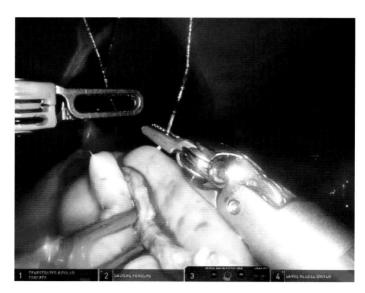

图 8-1-6　用 4-0 倒刺线缝合浆肌层包埋胃壁切缘

（8）胃镜探查贲门有无狭窄。

（9）患者下腹部有长约 10 cm 手术瘢痕，沿陈旧手术瘢痕取长约 4 cm 切口，将标本袋完整取出，并逐层关闭腹部切口。标本送检，术毕。

六、术中注意事项

（1）贲门处肿瘤术前探查要结合胃镜，评估楔形切除的可行性及贲门的安全性。

（2）彻底游离胃底后再切除胃底前、后壁肿瘤。

（3）游离胃结肠韧带和脾胃韧带后切除胃大弯侧和胃体后壁肿瘤。

（4）如果肿瘤大、基底宽，预计需要多枚钉仓。

（5）邻近贲门的肿瘤切除后，常规应用术中胃镜判断有无贲门狭窄。

七、术后处理

采用加速康复外科模式。

（1）患者麻醉清醒后便可以开始少量多次饮水。

（2）嘱患者咀嚼口香糖，促进胃肠功能恢复。

（3）鼓励患者早期经口进食，术后第 1 天开始进流质饮食，逐渐过渡到半流质饮食，以患者无呕吐、腹胀为限。

（4）鼓励患者早期下床活动，加速康复外科专科护士须引导术后患者当天下床活动，并逐渐增加活动量。

（5）根据患者经口进食状况，逐渐减少静脉补液量。

（6）手术当天及术后第 1 天分别静脉用 1 次甲泼尼龙琥珀酸钠（每支 40 mg）抗炎。

（7）术后静脉用抗生素（第二代头孢菌素）1～2 天。

八、术后镇痛

采用多模式镇痛方案：腹部切口用罗哌卡因（每支 20 mg，术后 1 次）浸润镇痛，静脉用非甾体抗炎药（注射用帕瑞昔布钠，每天 2 次，每次 40 mg 静脉注射），口服氨酚羟考酮片（含盐酸羟考酮 5 mg 和对乙酰氨基酚 325 mg，每天 2 次，每次 1 片）。

第二节　全机器人下近端胃切除术治疗胃间质瘤

自 2000 年达芬奇机器人手术系统被美国食品药品监督管理局（FDA）批准应用于临床后，该手术系统已广泛应用于胃肠外科、妇产科、心胸外科及泌尿外科等领域，其具有智能、精准和微创等显著优势。目前，江志伟教授团队已经完成 2000 余例机器人胃肠手术，并且主要采用双针连续缝合法于镜下完成消化道重建，此吻合方法安全有效，未增高相关并发症的发生率。胃间质瘤是起源于胃间叶组织的肿瘤，手术切除是首选治疗措施。由于胃间质瘤有完整包膜，呈外生性生长，经淋巴转移少，故完整切除肿瘤即可（切缘距肿瘤 2 cm 以上）。大部分胃间质瘤位置较好、瘤体小，腹腔镜下楔形切除即可，但对于贲门口及幽门口的肿瘤，为了避免术后出现狭窄，需要行胃大部切除术加消化道重建。常规开腹手术创伤大，恢复慢；腹腔镜手术创伤小，恢复快，但腹腔镜下消化道重建难度大，常需要开腹借助吻合器完成消化道重建。全机器人下胃大部切除术可在镜下完成消化道重建，具有创伤小、恢复快的优点。本节主要分享一例全机器人下近端胃切除术治疗贲门胃间质瘤病例。

一、手术适应证和禁忌证

1. 适应证

（1）肿瘤位于贲门等不利位置。

（2）肿瘤直径不大于 5 cm。

2. 禁忌证

（1）肿瘤位于胃底、胃大弯等有利位置。

（2）存在周围脏器转移侵犯。

（3）肿瘤直径大于 5 cm。

（4）需要行联合脏器切除术。

（5）有严重心、肝、肾疾病不能耐受手术。

（6）腹部多次手术史，腹腔严重粘连。

（7）消化道出血、穿孔等急症手术。

（8）患者及其家属拒绝达芬奇机器人手术。

二、机器人手术器械的选择

机器人专用金属套管、机器人专用超声刀、Cadiere 无创抓钳、Mega 持针钳，以及气腹针、荷包线、倒刺线、穿刺器、施夹器、胃镜、腔镜直线型切割闭合器及钉仓、电剪等。

三、麻醉与患者体位

全身麻醉。患者取仰卧、头高脚低 15°～30°体位，主刀医生坐在无菌区外的控制台前，通过双手操作控制器带动手术台上机械臂完成各种操作，并可通过手控和踏板控制内镜调整视野范围及角度。助手位于患者左侧，通过辅助孔利用腹腔镜器械协助操作。

四、套管布局

常规采用五孔法布局，脐下置入 8 mm 套管作为镜头孔，双侧腋前线肋下、双侧锁骨中线平脐下分别置入 8 mm、8 mm、12 mm 和 8 mm 套管作为操作孔，其中 12 mm 套管孔为辅助孔。

五、手术步骤

（1）碘伏消毒、铺单，完成达芬奇机器人手术系统设备装机，置入机器人操作器械，开始进行探查和手术操作。

（2）操作前常规探查腹腔，观察肝、胆囊、胃、脾、大网膜、结肠、小肠及盆腔有无肿瘤种植及转移，腹腔有无粘连。

（3）用超声刀打开肝胃韧带，采用荷包线体外打结法悬吊肝暴露术野（图 8-2-1）。联合胃镜继续探查肿瘤，见肿瘤位于贲门前，大小约 4 cm×4 cm，肿瘤与贲门几乎无间距（图 8-2-2）。初步判断无法保留贲门，拟行近端胃切除术。

（4）探查腹腔及肿瘤位置后，用超声刀打开胃结肠韧带，在血管弓内侧沿胃大弯向贲门侧分离，同时游离胃后壁，处理胃后动脉；结扎胃左动、静脉（图 8-2-3），沿胃小弯向贲门游离，裸化食管，于肿瘤下 2 cm 处裸化预切除的胃小弯侧胃壁。

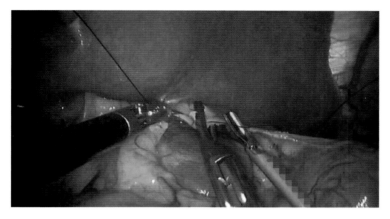

图 8-2-1　荷包线体外打结法悬吊肝暴露术野

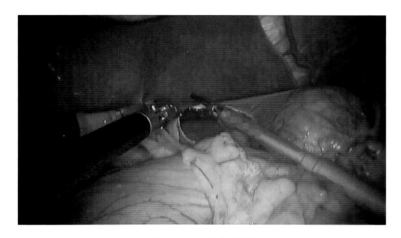

图 8-2-2　肿瘤位置

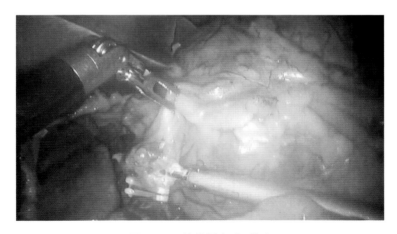

图 8-2-3　结扎胃左动、静脉

（5）用腔镜直线型切割闭合器离断胃体（图 8-2-4）和食管（图 8-2-5）。

（6）消化道重建：选用两根 3-0 倒刺线，采用双针连续缝合法完成食管残胃吻合。镜下利用第一根倒刺线将食管残端后壁与残胃前壁浆肌层缝合固定（图 8-2-6），用超声刀沿固定

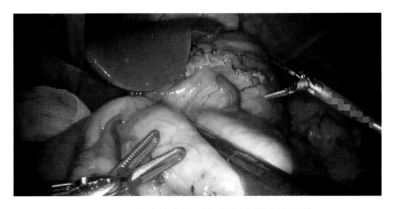

图 8-2-4　用腔镜直线型切割闭合器离断胃体

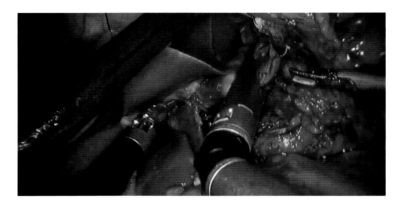

图 8-2-5　用腔镜直线型切割闭合器离断食管

缝线分别打开残胃前壁及食管残端后壁(图 8-2-7),再利用第二根倒刺线将残胃前壁切口后缘与食管残端切口后缘自左向右全层缝合(图 8-2-8),用超声刀切除食管残端前壁(图 8-2-9),镜下继续用第二根倒刺线自右向左全层缝合残胃切口前缘和食管残端切口前缘(图 8-2-10),用第一根倒刺线行食管残胃吻合口前壁浆肌层包埋缝合(图 8-2-11),完成食管残胃吻合。

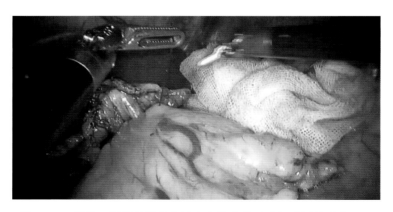

图 8-2-6　用第一根倒刺线缝合固定食管残端后壁与残胃前壁浆肌层

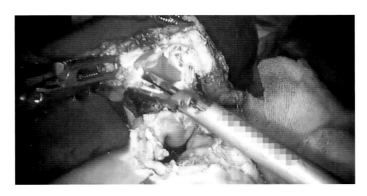

图 8-2-7　用超声刀分别打开残胃前壁及食管残端后壁

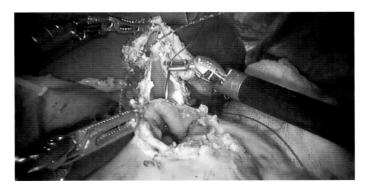

图 8-2-8　用第二根倒刺线全层缝合残胃前壁切口后缘与食管残端切口后缘

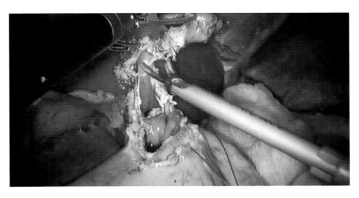

图 8-2-9　用超声刀切除食管残端前壁

（7）取标本：于耻骨联合上 3 cm 处做一长约 5 cm 的横切口，将标本经切口取出送检，术毕。腹部切口如图 8-2-12 所示。

六、术中注意事项

（1）贲门处肿瘤术前探查要结合胃镜，评估能否保留贲门。

（2）术中严格遵循"非接触、少挤压"原则。

（3）行全机器人下食管残胃吻合时选用倒刺线缝合，可加快缝合速度，降低术后吻合口狭窄并发症发生率。

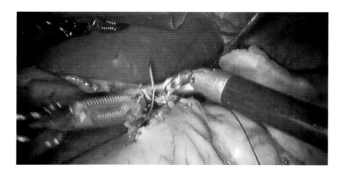

图 8-2-10　用第二根倒刺线继续全层缝合残胃切口前缘和食管残端切口前缘

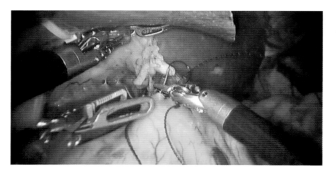

图 8-2-11　用第一根倒刺线行食管残胃吻合口前壁浆肌层包埋缝合

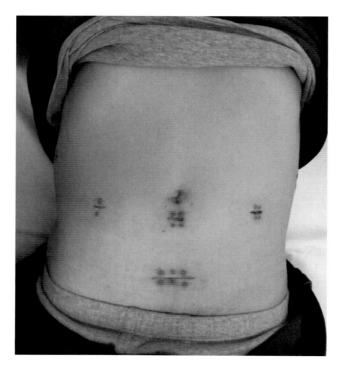

图 8-2-12　腹部切口

（4）于耻骨联合上做切口取出标本，可增加美观性，对年纪大的女性也可经阴道取出标本，实现腹部无切口。

七、术后处理

采用加速康复外科模式。

（1）患者麻醉清醒后便可以开始少量多次饮水。

（2）嘱患者咀嚼口香糖，促进胃肠功能恢复。

（3）鼓励患者早期经口进食，术后第 1 天开始进流质饮食，逐渐过渡到半流质饮食，以患者无呕吐、腹胀为限。

（4）鼓励患者早期下床活动，加速康复外科专科护士须引导术后患者当天下床活动，并逐渐增加活动量。

（5）根据患者经口进食状况，逐渐减少静脉补液量。

（6）手术当天及术后第 1 天分别静脉用 1 次甲泼尼龙琥珀酸钠（每支 40 mg）抗炎。

（7）术后静脉用抗生素（第二代头孢菌素）1～2 天。

八、术后镇痛

采用多模式镇痛方案：腹部切口用罗哌卡因（每支 20 mg，术后 1 次）浸润镇痛，静脉用非甾体抗炎药（注射用帕瑞昔布钠，每天 2 次，每次 40 mg 静脉注射），口服氨酚羟考酮片（含盐酸羟考酮 5 mg 和对乙酰氨基酚 325 mg，每天 2 次，每次 1 片）。

第三节　机器人联合胃镜治疗胃间质瘤

随着对胃间质瘤认识的深入和医疗技术的进步，目前治疗胃间质瘤的手术方式已由开放手术向微创手术发展，在保证手术安全性的同时，越来越突出创伤小、恢复快的优点。目前开展的微创手术主要有内镜手术、腹腔镜手术、腹腔镜联合内镜手术等，均取得了良好的治疗效果。江志伟教授团队积累了丰富的机器人胃肠手术经验。本节主要分享一例机器人联合胃镜治疗胃间质瘤并经自然腔道取出标本的病例。

一、手术适应证和禁忌证

1. 适应证

（1）肿瘤位于可局部切除的有利位置。

（2）肿瘤直径不大于 2.5 cm。

2. 禁忌证

（1）肿瘤位于贲门、幽门、胃小弯等不利位置。

（2）存在周围脏器转移侵犯。

（3）肿瘤直径大于 2.5 cm。

（4）需要行联合脏器切除术。

（5）有严重心、肝、肾疾病不能耐受手术。

（6）腹部多次手术史，腹腔严重粘连。

（7）消化道出血、穿孔等急症手术。

（8）患者及其家属拒绝达芬奇机器人手术。

二、机器人手术器械的选择

机器人专用金属套管、机器人专用超声刀、Mega 持针钳，以及气腹针、荷包线、倒刺线、穿刺器、施夹器、胃镜、电剪等。

三、麻醉与患者体位

全身麻醉。患者取仰卧、头高脚低 15°～30°体位，主刀医生坐在无菌区外的控制台前，通过双手操作控制器带动手术台上机械臂完成各种操作，并可通过手控和踏板控制内镜调整视野范围及角度。助手位于患者左侧，通过辅助孔利用腹腔镜器械协助操作。

四、套管布局

常规采用五孔布局法，脐下置入 8 mm 套管作为镜头孔，双侧腋前线肋下、双侧锁骨中线平脐处分别置入 8 mm、8 mm、12 mm 和 8 mm 套管作为操作孔，其中 12 mm 套管孔为辅助孔。

五、手术步骤

（1）碘伏消毒、铺单，完成达芬奇机器人手术系统设备装机，置入机器人操作器械，开始进行探查和手术操作。

（2）操作前常规探查腹腔，观察肝、胆囊、胃、脾、大网膜、结肠、小肠及盆腔有无肿瘤种植及转移，腹腔有无粘连。

（3）采用荷包线体外打结法悬吊肝暴露术野。联合胃镜继续探查肿瘤，见肿瘤位于胃小弯侧前壁，大小约 2 cm×2 cm，腔内生长（图 8-3-1）。

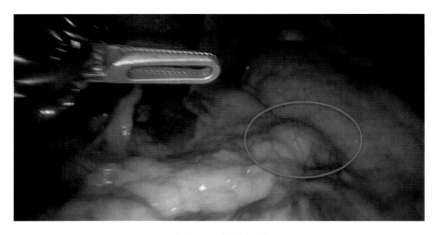

图 8-3-1　肿瘤位置

（4）利用超声刀裸化肿瘤周围胃壁，并于肿瘤下缘安全处打开胃壁全层，直视下环形完整切除肿瘤（图 8-3-2）。

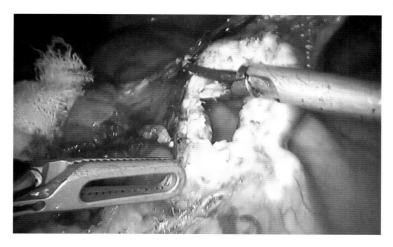

图 8-3-2 用超声刀环形完整切除肿瘤

（5）将肿瘤置入标本袋中，用 0 号线结扎袋口，在机器人内镜下将结扎好的标本袋通过胃壁切口放入胃腔（图 8-3-3）。

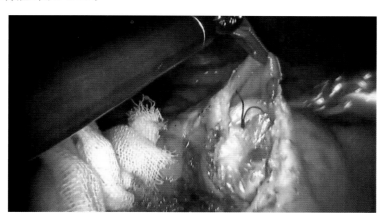

图 8-3-3 将装有肿瘤的标本袋放入胃腔

（6）关闭胃壁切口：选用单根 3-0 倒刺线关闭胃壁切口。镜下利用倒刺线自切口下方向上方全层缝合关闭胃壁切口，再利用同一根线自上而下缝合浆肌层包埋胃壁切口（图8-3-4）。

（7）取标本：机器人操作结束，胃镜下检查胃壁切口缝合满意、无渗血，利用异物钳抓住标本袋口结扎线，缓慢退镜，顺利取出标本（图 8-3-5）。

（8）检查标本：标本大小为 2.5 cm×3.0 cm（图 8-3-6），切缘安全，送检。清点器械，缝合腹部切口，手术结束。腹部切口如图 8-3-7 所示。

（9）术后处理采用加速康复外科模式，术后镇痛采用多模式镇痛方案。

六、经验分享

随着微创理念的深入人心以及微创技术的快速发展，经自然腔道取标本手术（NOSES）已从起步阶段逐渐走向成熟。在胃肠 NOSES 中，取标本途径主要包括经肛门和经阴道两

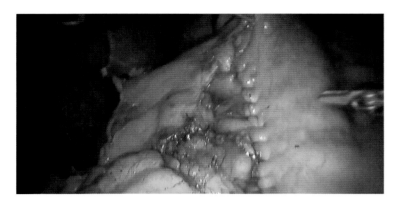

图 8-3-4　机器人内镜下利用倒刺线关闭胃壁切口

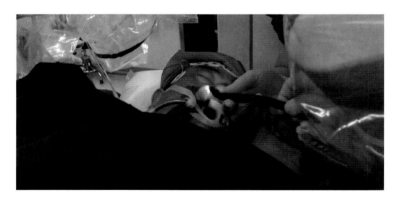

图 8-3-5　利用胃镜经口取出标本

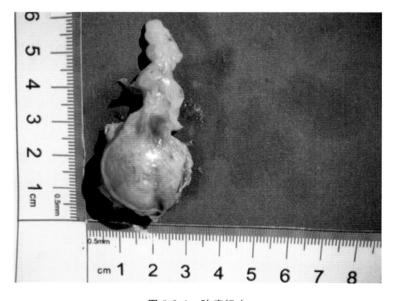

图 8-3-6　肿瘤标本

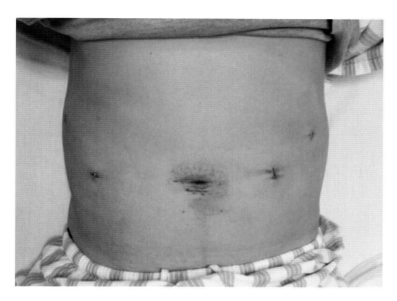

图 8-3-7　腹部切口

种,其中结直肠手术取标本途径以经肛门为主,胃手术取标本途径以经阴道为主。除这两种常见的取标本途径外,也有学者开始尝试开展经口取标本的 NOSES。目前,已有研究报道了经口取标本在活体动物模型及临床患者中的初步应用,其中包括袖状胃切除术、肝活检术、胆囊切除术、脾切除术等。与经肛门和经阴道取标本手术相比,经口取标本手术减少了腹壁的辅助切口,表现出 NOSES 所具备的微创优势,包括腹壁功能障碍少、美容效果好、术后恢复快、切口并发症少、患者心理障碍小等优势。在经口 NOSES 中,食管是取标本的必经之路,这也使经口 NOSES 表现出明显的特殊性。相比于直肠和阴道,食管的管腔更为狭长,加之食管管壁弹性差等因素,使取标本的操作难度大大增加,也对取标本的适应证提出了更高要求。同时,术者还要掌握食管的解剖结构特点,食管管腔共包括三处狭窄,分别位于食管的起始处(距离中切牙约 15 cm)、食管与左主支气管交点处(距离中切牙约 25 cm)、食管穿过膈的食管裂孔处(距离中切牙约 40 cm),在取标本过程中需要特别注意食管的这三处狭窄。

此外,取标本过程中还有如下几点需要注意。第一,由于无法在食管管腔内预先置入标本保护装置,因此在经食管经口取标本之前,一定要将标本提前置入密闭的标本袋内,将标本完全与外界隔离,尤其是肿瘤标本,这一点对于无瘤操作至关重要。第二,在取标本过程中,如遇到阻力无法将标本顺利取出,切忌暴力牵拉,防止损伤食管管壁,同时需使用胃镜来协助完成标本的取出。此举既可以在直视下检查胃壁切口缝合是否确切、有无出血等情况,又可以在直视下将标本经食管经口取出,最大限度地保证了取标本操作的安全性。第三,术前还要明确食管是否存在静脉曲张、占位等容易引起食管出血、狭窄的病变,以综合判断经食管经口取标本操作的风险系数,对于风险系数较高者,不建议开展此术式。经口 NOSES 具有良好的微创优势,更是对 NOSES 理论体系的补充和完善。但由于食管解剖结构的特殊性,术者在开展该术式时一定要严格把握手术适应证,掌握手术的操作技巧。只有在手术的安全性得到保证后,才能体现出这一术式的微创优势,才能使患者获益最大化。

参 考 文 献

［1］ 中国临床肿瘤学会胃肠间质瘤专家委员会.中国胃肠间质瘤诊断治疗共识（2017 年版）［J］.肿瘤综合治疗电子杂志,2018,4(1):31-43.

［2］ SUGIYAMA Y,SASAKI M,KOUYAMA M,et al. Current treatment strategies and future perspectives for gastrointestinal stromal tumors［J］. World J Gastrointest Pathophysiol,2022,13(1):15-33.

［3］ KARAKOUSIS G C,SINGER S,ZHENG J T,et al. Laparoscopic versus open gastric resections for primary gastrointestinal stromal tumors（GISTs）:a size-matched comparison［J］. Ann Surg Oncol,2011,18(6):1599-1605.

［4］ BUCHS N C,BUCHER P,PUGIN F,et al. Robot-assisted oncologic resection for large gastric gastrointestinal stromal tumor:a preliminary case series［J］. J Laparoendosc Adv Surg Tech A,2010,20(5):411-415.

［5］ 中国医师协会外科医师分会胃肠道间质瘤诊疗专业委员会,中华医学会外科学分会胃肠外科学组.胃肠间质瘤规范化外科治疗中国专家共识（2018 版）［J］.中国实用外科杂志,2018,38(9):965-973.

［6］ 刘江,王刚,冯啸波,等.完全机器人手工缝合消化道重建技术在全胃切除术中的应用［J］.机器人外科学杂志（中英文）,2021,2(3):151-161.

［7］ 中国医师协会外科医师分会上消化道外科学组,中华医学会外科学分会胃肠外科学组,中国研究型医院学会消化道肿瘤专业委员会,等.机器人胃癌切除术后完全腔内消化道重建中国专家共识（2021 版）［J］.中华胃肠外科杂志,2021,24(8):647-652.

［8］ WANG X W,WANG P,SU H,et al. Laparoscopic resection of intestinal stromal tumors with transrectal extract specimen:a case report［J］. Medicine（Baltimore）,2019,98(29):e16377.

［9］ 中国医师协会结直肠肿瘤专业委员会.腹部良性疾病经自然腔道取标本手术中国专家共识［J］.中华结直肠疾病电子杂志,2021,10(5):449-456.

（刘　江　胡加伟）

第九章　机器人直肠癌根治术

第一节　全直肠系膜切除术及机器人
直肠癌根治术的概述

自从 1982 年 Heald 等提出针对直肠癌的全直肠系膜切除术(TME)理论以来,TME 凭其能有效降低局部复发率、使患者的 5 年生存率明显提高等优势,已成为全球公认的直肠癌手术的"金标准"。TME 是直肠癌手术史上具有划时代意义的里程碑式手术。鉴于直肠癌和盆腔、盆底的解剖特点,在腹腔镜下施行直肠癌 TME 具有明显优势,已成为直肠癌手术的标准术式。腹腔镜手术治疗结直肠癌已成为当今的主流微创治疗方式。TME 是治疗中低位直肠癌最直接、有效的手段,腹腔镜全直肠系膜切除术(L-TME)又体现出一定的微创优势,如腹部切口小、术后恢复快、疼痛轻、住院时间短及机体免疫功能受影响小等。

腹腔镜手术的固有缺点包括 2D 成像、器械工作端不够灵活、长柄器械"支点"作用的放大以及无法过滤术者生理性震颤等,使其在实际操作时仍具有相当的难度。与传统腹腔镜手术比较,机器人手术具有 3D 成像、放大倍数高、手术器械灵活、稳定性好等优势。同时,机器人手术系统还可以自动过滤术者生理性震颤并缓解术者生理疲劳。随着医疗技术的发展,机器人手术系统在直肠癌手术中的应用报道逐渐增多。近十年来,机器人手术的应用范围逐步扩大,尤其在泌尿外科、胃肠外科等领域,机器人手术的数量逐年上升,越来越多的研究证明机器人手术的安全性和有效性。很多报道都使用达芬奇机器人手术系统开展结直肠癌手术,并且结果表明是安全可行的,其成为临床可选择的治疗手段之一。机器人手术在微创技术方面具有明显的优势,如皮肤切口长度短,失血少,术后吻合口瘘以及切口疝的发生率低,使得患者术后疼痛程度更低,肠道功能恢复更快,在一定程度上降低了术后并发症的发生率。

对于男性、肥胖、前列腺肥大、骨盆狭窄以及新辅助放化疗后的中低位直肠癌患者,腹腔镜下显露盆底解剖困难,可影响 TME 质量,并进一步导致器官、神经功能损伤。机器人手术器械灵活度高,可以在狭小空间如盆腔内完成许多精细操作,机器人手术系统应用于直肠癌手术的优势也得到研究证实。在低位直肠癌手术中,使用机器人手术系统可以获得更加清晰稳定的视野,尤其是在男性、肥胖、盆腔狭窄的患者中,机器人机械臂十分灵活,易于在盆底开展精细的操作,更有利于对盆腔自主神经的保护以及对患者性功能和排尿功能的保护。一项基于 3601 个样本的 Meta 分析表明,机器人直肠手术后尿潴留发生率相比传统腹腔镜手术更低。

2010 年以来,国内报道了大量机器人低位直肠癌根治术,大多数术者认可机器人手术在观察盆腔神经、游离骶前及侧方时的优势明显。机器人内镜提供了清晰的视野,机械臂自由灵活,能够在狭窄的盆腔中进行准确精密的操作;机器人手术系统的双极抓钳及电钩或超声刀的联合应用,可以使术中止血操作更加容易。另外,Speicher 等对 6430 例接受手术的低位直肠癌患者进行分析研究发现,与腹腔镜手术组相比机器人手术组中转开腹率更低。Baek 等报道,机器人直肠癌手术的保肛率为 65.7%,在术后患者生存方面也具有较大优势。

笔者所在团队自 2010 年开始开展达芬奇机器人手术,将微创手术进一步扩展,包括行机器人全腹腔内手工吻合等,腹部基本无切口,患者术后恢复速度加快。我们总结近 10 年的机器人胃肠手术经验,认为腹腔镜或机器人技术在直肠癌手术中的应用优势较明显,尤其是对于患低位直肠癌需小肠预造口的患者,从预造口处腹壁取出肿瘤标本,可以将微创手术做到腹壁无切口。术中操作方面,机器人直肠癌手术的优势也得到很多研究证实。我们前期的研究结果也表明,应用达芬奇机器人手术系统行直肠癌根治术优势明显,肿瘤根治性更好、保肛率更高、并发症发生率更低。

加速康复外科(ERAS)的围手术期处理,使围手术期应激减少,患者术后恢复速度加快。我们使用的微创手术主要集中在直肠手术中(机器人结肠手术 47 例,机器人直肠手术 418 例)。而对于结肠手术,我们主要使用开腹手术的方式,这不仅是因为开腹手术与微创手术的手术切口相当,而且开腹手术可缩短手术时间,在 ERAS 处置下开腹结肠手术围手术期应激可能更小,更有利于术后恢复。

机器人直肠癌手术围手术期管理,可参照第六章详述的处理措施。所有患者均使用 ERAS 围手术期处理方案。2018 年,我们与 ERAS 鼻祖 Kehlet 教授共同在 *Annals of Surgery* 上发表了一篇论文,阐明 ERAS 无需过多的措施,强调多模式镇痛、早期进食、早期下床活动、摆脱鼻胃管及合理化输液五大关键措施。术后多模式镇痛是 ERAS 的核心措施,合理充分的镇痛是达成 ERAS 目标的核心手段之一。因此,术后镇痛是 ERAS 的重要环节,而"手术无痛"被视作 ERAS 的终极目标之一。疼痛治疗的发展目前已进入多模式镇痛或联合镇痛的时代,即采用不同药物或者不同方法的组合,以期增强镇痛效果,减少不良反应。关于多模式镇痛,我们常用的方案如下:手术结束前行罗哌卡因切口浸润,术后给予帕瑞昔布钠 40 mg 静脉注射(Q12h)及盐酸羟考酮 10 mg 口服(Q12h),持续 48～72 h。多年的临床结果显示,该镇痛方案效果良好。

另外,对于术前是否进行机械性肠道准备,在左半结肠及直肠手术中,我们仍然推荐行术前一晚口服磷酸钠盐或聚乙二醇电解质散的肠道准备。术中避免粪便污染,有利于手术的顺利进行。机械性肠道准备与 ERAS 实施的五大关键措施并不矛盾。对直肠癌手术患者,除常规的实验室检查及全腹部增强 CT 等检查外,强调术前直肠 MRI 的评估。MRI 对于术前的分期、肿瘤与肛缘距离、环周切缘(CRM)及相应治疗方案的选择,如术前新辅助放化疗的实施,可提供较为精准的判断依据,应当于术前常规进行。

《中国结直肠癌诊疗规范(2017 年版)》与 2011 年美国国立综合癌症网络(NCCN)指南(直肠癌)将距肛缘 5 cm 以内的直肠恶性病变定义为低位直肠癌。与西方国家相比,我国直肠癌具有发病率高、距肛缘较近和青年患者比例高的特点。对低位直肠癌在根治性切除的同时又尽可能保留肛门,避免造口,从而提高患者生活质量,成为我国外科医生面临的挑战。近 10 年,机器人手术系统凭借图像高清、操作稳定且灵活等优势,已广泛应用于结直肠癌手术中。由于可在狭小空间操作,机器人手术在低位直肠癌根治术中应用优势明显。各种低位保肛术式也应运而生,如经肛全直肠系膜切除术(transanal total mesorectal excision, taTME）、经肛直肠外翻出切除术、经括约肌间隙切除术（ISR）。

本章将详细介绍机器人直肠癌根治术的手术步骤及技巧，其中重点介绍机器人直肠癌全直肠系膜切除术（TME）。在 TME 基础上，还将介绍机器人低位直肠癌经括约肌间隙切除术、机器人直肠癌经肛直肠外翻出切除术（Welch 术）、机器人直视下腹腔内切除下切缘的低位直肠癌根治保肛术及机器人经腹会阴联合直肠癌根治术。此外，笔者还将介绍一些直肠下切缘系膜游离、括约肌间隙分离及经会阴部的手术技巧。由于机器人内镜下的成像视野清晰，本章也将展示一些直肠手术中使用达芬奇机器人 Xi 手术系统拍摄的图片。

第二节　机器人直肠癌全直肠系膜切除术

一、手术适应证和禁忌证

1．适应证
（1）T1～3Nx，CRM 阴性，与肛缘的距离不小于 3 cm。
（2）无远处器官转移。
（3）无严重肠梗阻，无显著影响手术进行的心、肺功能障碍等。

2．禁忌证
（1）与肛缘的距离在 3 cm 以内，肿瘤侵犯肛提肌或括约肌。
（2）肿瘤侵犯直肠系膜外，CRM 阳性。
（3）有严重心、肺、肝、肾疾病，不能耐受手术或麻醉。
（4）严重凝血功能障碍或妊娠。

二、机器人手术器械的选择

（1）机械臂所持器械有多种选择，如热剪（单极电剪）、电钩、超声刀、Cadiere 无创抓钳、带双极电凝的无创抓钳、带双极电凝的马里兰双极钳等。
（2）助手所持器械：主要有腹腔镜无创肠钳、电剪、冲洗吸引器、Hem-o-lok 夹、切割闭合器等。
（3）开放吻合所用器械：切口保护器、管型吻合器等。
笔者所在团队在进行机器人直肠癌手术时，通常使用电钩进行分离操作。我们总结的机器人直肠癌手术优缺点如下。
优点：①具备电凝设备、器械便宜。②机械臂腕部操作自由度更大，适合低位狭窄空间。③适合间隙膜性组织的分离操作。④具备电设备，有利于鉴别神经肌肉反应。在神经血管束（NVB）鉴别及肛提肌平面操作时，术中可有效看到神经肌肉反应，从而避免损伤。⑤由于电钩特殊的形状，甚至可以进行逆向分离。
缺点：①层次鉴别要求较高，需利用机器人的清晰视野及双手的灵巧性不断拨动牵拉组织，分清间隙膜性组织。②不能像直接使用超声刀那样有效分离实性组织，尤其在切断直肠系膜时，分离困难且易出血。③止血效果不如直接使用超声刀（如在血管离断，系膜裁剪时）。④清扫第 253 组淋巴结时，可能有轻微乳糜漏风险。

三、患者体位

行乙状结肠癌根治术、直肠癌前切除术和直肠癌低位前切除术的患者,取剪刀位或改良截石位。低位直肠癌行经腹会阴联合直肠癌根治术的患者取截石位。患者固定后,调整为头低脚高、右倾卧位。适当降低患者两腿高度,防止与机械臂碰撞。

四、套管布局和机械臂布置

对于达芬奇机器人 Si 手术系统及更早版本,手术常用 4～5 枚套管,类似常规腹腔镜的弧形布局方式:镜头孔 R2 位于脐部,机械臂操作孔分别为 R1、R3、R4,辅助孔为 A,详见图 9-2-1。镜头孔的位置相对固定,其余套管孔位置依据肿瘤部位、患者体型、小肠预造口位置、助手操作空间及术者习惯进行调整。相邻套管间距 8～10 cm,避免机械臂交叉磕碰。尺寸均应以气腹建立后有张力的情况下为准。

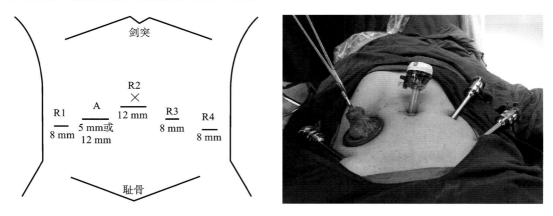

图 9-2-1　达芬奇机器人 Si 手术系统及更早版本用于直肠癌和乙状结肠癌根治术套管布局

（1）镜头孔 R2:套管直径 12 mm,置于脐右上方 1～2 cm 处。

（2）机械臂操作孔 R4:套管直径 8 mm,置于左腋前线,距离左髂前上棘上 3 cm 处,多用于辅助低位直肠系膜的牵拉暴露。

（3）机械臂操作孔 R3:套管直径 8 mm,置于左锁骨中线,R2 与 R4 弧形连线的中点处。

（4）机械臂操作孔 R1:套管直径 8 mm,与 R4 对称,距离右髂前上棘上 3 cm,位于右腋前线及麦氏点之间区域。若要分离较低位病变,R1 可向内侧稍移动,但不要越过麦氏点。

（5）辅助孔 A:套管直径 5 mm 或 12 mm,置于机械臂操作孔 R1 和镜头孔 R2 弧形连线的中点处,可根据机械臂与助手的空间位置稍移动,另外如需小肠预造口,则辅助孔 A 的位置可根据造口位置稍移动。注意助手通常需要经该辅助孔操作切割闭合器,故其常置入较大的 12 mm 直径的套管,穿刺过程中避免损伤腹壁下动脉。

对于达芬奇机器人 Xi 手术系统,由于机械臂自由度更为灵活,且镜头与手术器械套管尺寸一致,套管的布局更为简便,且允许更大的活动度。除镜头孔固定外,其余套管孔不局限于某个特定位置。手术常采用 4 个 8 mm 机器人专用套管及 1 个助手需要的 12 mm 套管。不同于常规腹腔镜的弧形布局方式,达芬奇机器人 Xi 手术系统套管布局更接近直线分布,详见图 9-2-2。

镜头孔的位置相对固定,其余套管孔位置尽量平行展开,同样可依据肿瘤部位、患者体

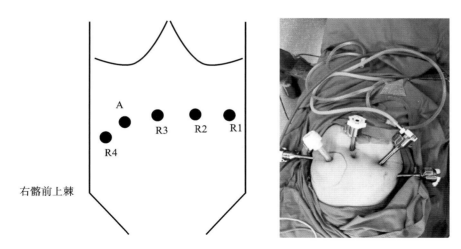

图 9-2-2　达芬奇机器人 Xi 手术系统用于直肠癌和乙状结肠癌根治术套管布局

型、小肠预造口位置、助手操作空间及术者习惯进行调整。注意整个悬臂系统操作中心聚焦在肿瘤远端部位。相邻套管间距 8～10 cm,避免机械臂交叉磕碰。尺寸均应以气腹建立后有张力的情况下为准。

（1）镜头孔 R3:套管直径 8 mm,置于脐右上方 1～2 cm 处。

（2）机械臂操作孔 R1:套管直径 8 mm,置于左腋前线,与脐部基本水平,多用于辅助低位直肠系膜的牵拉暴露。

（3）机械臂操作孔 R2:套管直径 8 mm,置于左锁骨中线,平镜头孔处。

（4）机械臂操作孔 R4(分离器械主操作孔):套管直径 8 mm,距离右髂前上棘 3 cm 以上,位于右腋前线及麦氏点之间区域。若要分离较低位病变,R4 可向内侧稍移动,但不要越过麦氏点。

（5）辅助孔 A:套管直径 5 mm 或 12 mm,置于机械臂操作孔 R3 和 R4 连线的中点,可根据机械臂与助手的空间位置稍移动,另外如需小肠预造口,则辅助孔 A 的位置可根据造口位置稍移动。同样注意该辅助孔套管穿刺过程中避免损伤腹壁下动脉。

通常机械臂系统安置于患者右侧,这样位于患者左侧的洗手护士与位于右侧的助手均有良好的操作空间(图 9-2-3)。助手与洗手护士分列于患者两侧的位置,也有利于术中快速对机器人各悬吊机械臂进行维护及故障处理。各悬吊机械臂采取 C 形"环抱"姿态,主体位于患者下方。悬吊机械臂十字中线与镜头孔 R3 处对焦重合,该对焦操作不一定需要台下护士调节主机精确完成。达芬奇机器人 Xi 手术系统可以在镜头孔装配后,在腹腔内镜头操作对焦后自动完成。镜头臂居中位于机器人 3 号机械臂,双侧机械臂关节向外适当伸展。通常悬臂间距一拳距离即可,过度外展反而引起机械臂操作的受限。尤其是机器人 4 号机械臂的分离器械操作,若机器人 4 号机械臂过度外展,往往会发生分离器械无法向上操作以清扫第 253 组淋巴结的情况。

机械臂与套管连接时注意原位安装,动作柔和,避免向上或向下提拉套管。机械臂固定后,不可再移动患者或手术床。达芬奇机器人 Xi 手术系统套管布局更接近直线分布,这样非常有利于术中需转换 180°方向的手术操作。如结直肠手术需游离结肠脾曲,或行直肠联合胃部的手术等时,仅需将机器人机械臂整体调转 180°即可。笔者报道过通过台下护士按动旋钮调转机器人机械臂系统方向,成功完成腹腔上胃部及腹腔下盆腔直肠部位的手术操

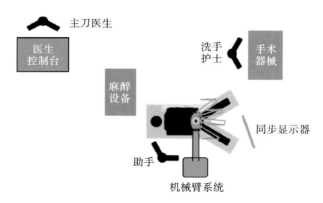

图 9-2-3　达芬奇机器人 Xi 手术系统的机械臂系统布置

作,达到机器人全腹腔内手术,无切口,术中无需置入新的套管。

镜头孔 R3 位于脐右上方 1～2 cm 处,镜头孔稍偏右侧有利于避开正中腹膜皱襞(脐尿管遗迹);但若要有利于第 253 组淋巴结清扫,镜头须调整为左侧方正视野。于机器人 3 号机械臂置入镜头,以病变切除最远端进行腹腔内镜头下的十字自动对焦。对焦点可稍偏向患者左侧,这样机器人机械臂系统主体稍偏向患者左侧,有利于直肠系膜分离等主要位于左侧的操作,也有利于让出右侧空间供助手进行操作。机器人 4 号机械臂为分离器械主操作臂,在较低位直肠癌手术时,可稍向中线靠拢,从而有利于直的器械进入骨盆最低位操作,避免骨盆入口的骨性阻挡。机器人 1 号、2 号机械臂置入 Cadiere 无创抓钳,对应于图 9-2-2 中 R1、R2。总体上各套管的位点相较于普通腹腔镜操作位点稍高,这是因为机器人器械前后伸缩的自由度较大,不用担心器械长度不够无法抵达盆底的情况。整体向头侧较高的套管布局,也有利于避免机器人机械臂操作器械的反向及脱离视野的操作。辅助孔 A 位于 R3、R4 之间,根据机器人 3 号、4 号机械臂之间的距离可适当调节。在需要末端回肠预造口患者中,该辅助孔也是小肠造口处,应注意术中局部适当调节位置,以达到减孔微创的目的。

五、手术切除清扫范围

直肠癌全直肠系膜切除术(TME)的定义有狭义和广义之分,狭义 TME 即不管肿瘤部位,切除直肠系膜至肛提肌水平;广义 TME 要求切除直肠系膜至肿瘤下缘 5 cm 以上处。因此对于中低位直肠癌,尤其是腹膜反折下的直肠癌,通常需行狭义的 TME,即直肠下切缘切除至肛提肌水平。而对于高位直肠癌,切除直肠系膜至肿瘤下缘 5 cm 以上处即可,通常被称为直肠癌前切除术。本节介绍的机器人直肠癌 TME 为分离到肛提肌水平的狭义 TME,这也是直肠手术的基础操作。相对较高下切缘的直肠癌前切除术与直肠癌 TME 类似,因此也在本节中一并叙述。

六、手术步骤

1. 探查腹腔,显露术区　建立气腹,气腹压力为 12～13 mmHg。可使用腹腔镜或机器人镜头进行腹腔探查。探查过程中若发现有影响套管安放的组织粘连,必须先使用腹腔镜器械进行松解,并调整患者体位,充分显露手术部位,明确机器人手术操作可行后,再连接机器人手术系统。机器人 1 号、2 号机械臂通常置入 Cadiere 无创抓钳(后简称为抓钳),机器人 4 号机械臂置入主要分离器械,如电钩、电剪、超声刀等。建议采用中间入路手术。对女性患者可使用机器人手术系统行子宫悬吊，男性患者也可悬吊膀胱表面腹膜改善术野。助手可通过辅助孔用无创肠钳将小肠、大网膜移动至右上腹区。进行分离操作时，助手通过辅助孔使用腹腔镜器械，主刀医生使用机器人 2 号机械臂抓钳，对张力牵引系膜或腹膜等组织。

2. 切开第一刀　通过机器人 1 号、2 号机械臂的抓钳将骶岬部的直肠系膜近似垂直拉紧，助手可将右侧后腹膜稍向右侧牵拉形成对张力。辨认腹主动脉分叉、右侧髂总动脉及右侧输尿管。在机器人手术系统清晰的 3D 视野下，可明显看到肠系膜下动脉的搏动。于直肠系膜与后腹膜附着处，顺着盆腔走行弧形切开直肠系膜 10 cm 左右。同时不断微调机器人 1 号、2 号机械臂，使直肠系膜持续保持张力。在通过机器人 2 号机械臂及 4 号机械臂向下稍微分离后，通常可很快进入直肠后间隙，该间隙在机器人 2 号机械臂向上推举时可呈现为宽大的疏松纤维组织的间隙。

切开第一刀的目的在于方便快速进入间隙并有效辨认血管。部分直肠手术初学者有时太关注第一刀要进入正确的间隙，而谨小慎微地采取直肠系膜切开小孔的方式探寻间隙，这样反而不利于快速找到间隙。所以第一刀要顺着盆腔走行弧形切开直肠系膜较长一段距离（约 10 cm），并且时刻注意调整机器人机械臂对直肠系膜的牵拉力，和助手配合保持直肠系膜的张力。因此，较长直肠系膜的切开和时刻保持张力，是快速进入正确间隙的关键。在肥胖患者中可能存在直肠系膜脂肪多、间隙寻找困难等问题，注意观察肠系膜下动脉及直肠上动脉的搏动，紧贴动脉后方分离往往是安全且方便进入正确间隙的有效方法。

3. 分离血管　从骶岬水平开始，沿脏腹膜与壁腹膜间隙向上剥离肠系膜，裸化肠系膜下动、静脉，清扫淋巴结（图 9-2-4）。于根部用 Hem-o-lok 夹夹闭并切断动、静脉。在向上分离血管的过程中，机器人 1 号机械臂抓钳可连同直肠上动脉及直肠脏腹膜一同抓持，稍牵拉动脉向上提起与后腹膜形成 30° 左右角，这样可有利于血管层面前方系膜淋巴结的清扫及后方神经的保护。

4. 游离 Toldt 间隙及侧腹膜　断开血管后，机器人 1 号机械臂抓钳继续连同直肠上动脉远侧断端及直肠脏腹膜一起抓持，向上方及左侧不断牵拉暴露。助手可用抓钳及纱布稍按压后方，形成对张力。机器人 2 号机械臂抓钳不断向上拨动直肠系膜，可有效分离 Toldt 间隙。如遇稍许粘连情况，可用机器人 4 号机械臂电钩分离。不断向左外侧推进扩大 Toldt 间隙，直至充分显露左侧输尿管及左侧生殖血管。放置一块纱布于 Toldt 间隙以保护输尿管并配合下面步骤的分离。

5. 分离左侧腹壁先天性粘连及向上分离侧腹膜　松开机器人 1 号机械臂对直肠系膜的抓持，保护输尿管的纱布充分垫于 Toldt 间隙最左外侧边缘。将机器人 1 号机械臂抓钳移动至左侧腹膜，分离左侧腹壁与乙状结肠的先天性粘连，通常可很快见到纱布显露，在有纱布保证安全分离的基础上，继续向上分离侧腹膜。继续扩大 Toldt 间隙，充分游离乙状结肠及部分降结肠，保证吻合肠袢有足够长度及自由度。

6. 使用条带有效牵拉暴露　先前的分离使得直肠系膜根部左右贯通，至此可在助手协助下置入条带并系扎于直肠上端，机器人 1 号机械臂抓钳持续牵拉条带，根据手术需要向各个方向牵拉暴露（图 9-2-5）。向下分离直肠系膜时，通常也需要不断将条带向下系紧牵拉。在低位直肠癌分离及用切割闭合器离断时，条带的牵引尤为重要。机器人手术系统通常可配备大的抓钳，可较大范围抓持直肠。但从使用经验来看，较大的机器人抓钳仍比不上条带的牵拉作用，且会额外增加机器人手术术中的器械费用。另外，条带的系紧牵拉可有效避免软组织撕脱。

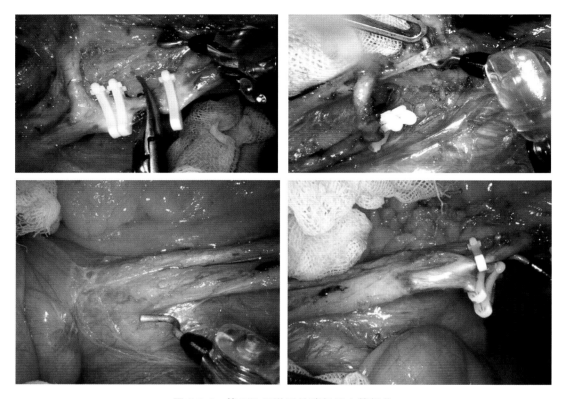

图 9-2-4   第 253 组淋巴结清扫及血管裸化

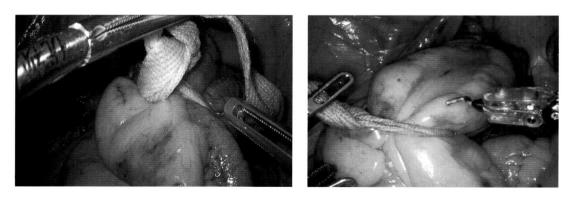

图 9-2-5   使用条带牵拉肠袢

7. 从直肠后间隙开始继续向下及左右分离   直肠的游离从骶岬部直肠后间隙开始,以包绕直肠系膜的椭圆形的分离模式进行。通常从直肠后壁中央开始,逐步向两侧进行分离,最后分离直肠前壁。在机器人 1 号机械臂抓钳顺势牵拉的情况下,可向下快速扩展直肠后间隙,并快速分离直肠左、右侧壁至腹膜反折水平(图 9-2-6)。注意分离过程中,因机器人 1 号机械臂抓钳抓持条带的牵引力度可能较大,会引起拟分离部位的组织移位明显。助手应当做适当对牵引,注意避免左、右侧腹下神经及盆神经的损伤。

　　在行直肠与乙状结肠交界或高位直肠癌手术时,常采用机器人直肠癌前切除术,仅需分离切除直肠系膜至肿瘤下缘 5 cm 以上即可。适当游离直肠后间隙后,即可以开始准备裸化并切断下切缘。此处直肠系膜血管较为丰富,横断游离时使用超声刀效果更佳。助手通过超声刀操作,主刀医生主要做好牵拉暴露、角度调整及一些精细操作。注意直肠上动脉在第 3 骶骨水平可分为左、右两支,在分离时注意充分止血离断,必要时夹闭止血。

　　8. 切开腹膜反折及邓氏筋膜　根据肿瘤所在位置决定是否切开腹膜反折及游离直肠的长度,TME 要求分离至肛提肌水平。精囊腺水平邓氏筋膜的离断如图 9-2-7 所示。低位游离时使用电剪或电钩相对于超声刀更加灵活,更加便于调节角度。

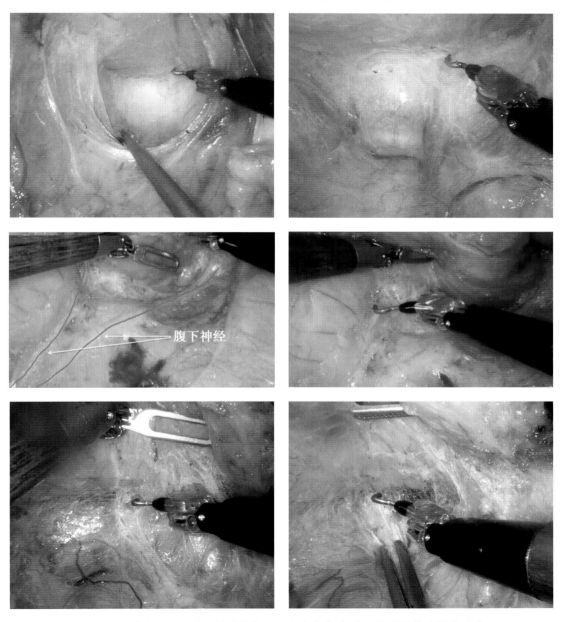

图 9-2-6　从直肠后间隙开始继续向下及左右分离,偶尔可见明显的直肠中动脉

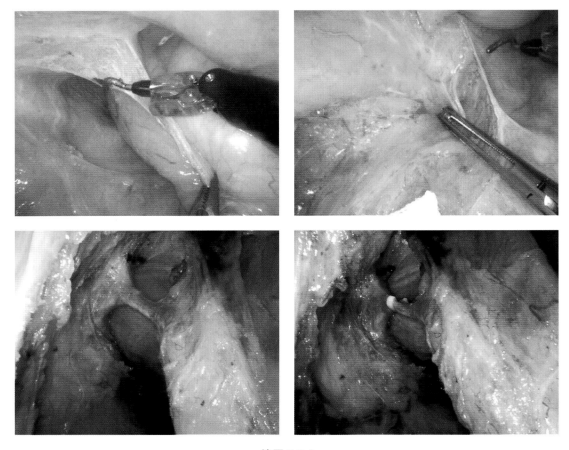

续图 9-2-6

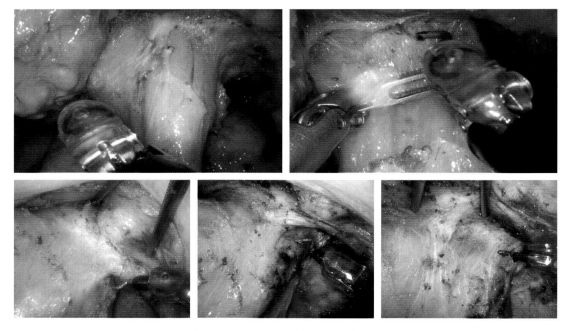

图 9-2-7　精囊腺水平邓氏筋膜的离断

9. 游离直肠远切端、肛提肌平面及切断下切缘 直肠远切端可经助手使用超声刀进行肠壁的裸化,也可使用电钩或热剪进行裸化(图 9-2-8)。切缘距离肿瘤下缘常规大于 2 cm。在行 TME 时,直肠系膜远端完全分离,裸化肠管相对容易,仅需向上稍剔除直肠系膜 2 cm,留出切割闭合器夹闭肠管的空间即可。

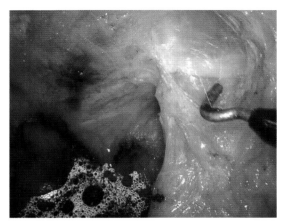 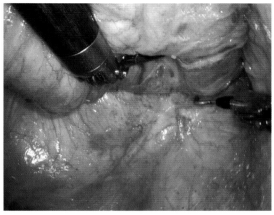

图 9-2-8 游离直肠远切端、肛提肌平面

进行直肠最低位肛提肌平面的分离时,要注意调整机器人镜头成 30°角,以便更好地观察盆底组织。在机器人 1 号机械臂抓钳抓紧条带的牵引作用下,机器人 2 号机械臂抓钳及机器人 4 号机械臂电钩进入盆底最低位。电钩的电分离设备有助于有效分清神经肌肉收缩反应,避免肛提肌上筋膜完整性被破坏。

在行低位直肠癌分离及用切割闭合器离断时,条带的牵引尤为重要。如图 9-2-9 所示,在机器人 1 号机械臂抓钳抓紧条带有效牵拉的情况下,即使面对较窄的骨盆,仍能在肛提肌水平进行直肠下切缘的分离操作。肛提肌平面的后方为 Hiatal 韧带(肛尾韧带),行 TME 时,尽量保留该韧带,从而更好地保留肛门功能;前方为肛管周围静脉丛,若需分离该静脉丛,普通的电钩等电凝设备无法有效止血,通常需要超声刀夹闭止血处理。

10. 游离乙状结肠和部分降结肠,切断上切缘 沿肾前筋膜与输尿管上方水平游离乙状结肠和部分降结肠,注意保护神经、输尿管及生殖血管,防止损伤。根据肿瘤部位可以同时裁剪肠系膜,确定近端切缘。若需游离结肠脾曲,则需要先撤离机械臂,改变机械臂系统位置,更换机械臂操作孔,再重新连接机械臂。机械臂系统的中线过镜头位置,与左肩成 15°角。通过机械臂操作孔 R1、R4 游离结肠脾曲。对乙状结肠较短但术前评估认为需要行结肠脾曲游离的患者,也可先行结肠脾曲游离,再更换机械臂系统位置行直肠游离,以方便一次性完成吻合。

七、消化道重建

根据肿瘤位置及患者体型选择开腹或腹腔内吻合。如需小肠预造口,可将辅助孔 A 稍扩大后,置入保护套将标本拖出。近端肠管置入吻合器钉砧头,还纳近端肠管,缝闭或用巾钳夹闭切口,或置入手套后,重新建立气腹,吻合器从肛门置入,在机器人手术系统直视下进行吻合(图 9-2-10)。

若肿瘤直径较小,可从肛门拖出肠管离断,将吻合器钉砧头固定在近端肠管塞回至腹

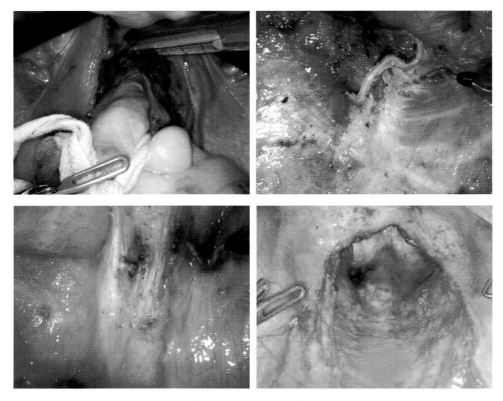

图 9-2-9　肛提肌平面用切割闭合器切断下切缘

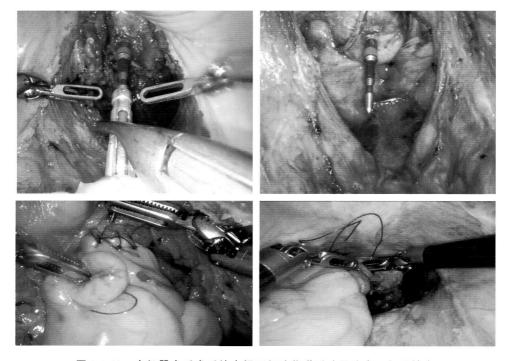

图 9-2-10　在机器人手术系统直视下行消化道重建及吻合口加强缝合

腔,或通过开腹等方法置入吻合器钉砧头后固定在肠管近端,在机器人手术系统直视下吻合。充气试验检查吻合是否满意,必要时可于机器人手术系统直视下将吻合口缝合加固。

必要时可重新建立气腹,连接机械臂,利用机器人手术系统关闭盆底腹膜。适当冲洗(生理盐水或蒸馏水),放置引流管,关闭切口。若需行预防性小肠造口,可通过辅助孔 A 将末端回肠拖出造口(图 9-2-11)。

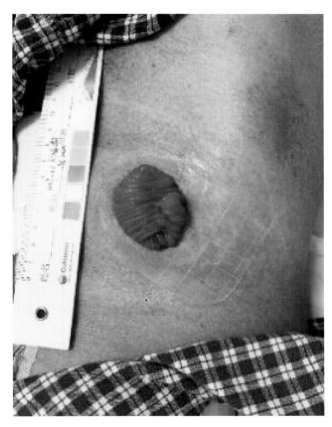

图 9-2-11 祥式回肠造口

低位消化道吻合重建具体步骤如下。

如图 9-2-12 所示,低位吻合重建经肛荷包,使用管型吻合器重建:①经肛缝合荷包,将近端肠祥置入管型吻合器钉砧头,拉入肛门荷包中;②用管型吻合器体外连接,重建肛管与结肠吻合;③用 Lonestar 拉钩经肛加强缝合。

笔者所在团队总结的低位消化道吻合重建经验如下。

(1)尽量使用双吻合器法重建(距肛缘 5 cm 左右);使用切割闭合器切断下切缘;经肛管型吻合器吻合。

(2)经肛缝合荷包、管型吻合器重建;用 Lonestar 拉钩暴露、缝合荷包,荷包线收紧后固定吻合器钉砧头(类似 PPH 手术)。

(3)经肛加强缝合。基于文献证据,吻合器吻合及手工吻合均有相应的适应证及优缺点。我们使用管型吻合器后再次经肛加强缝合,可发挥吻合器对齐切割组织及手工全层缝合牢固的优点,使得吻合口愈合质量更好,并发症发生率更低。

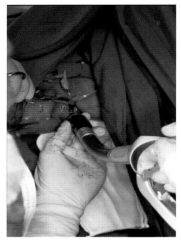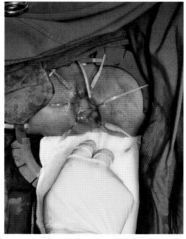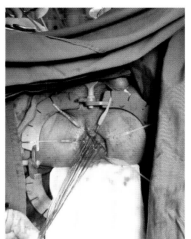

图 9-2-12　低位消化道吻合重建

第三节　机器人直视下腹腔内切除下切缘的低位直肠癌根治保肛术

在低位直肠癌患者中,应用机器人手术系统,可提高保肛率,有利于保证直肠系膜完整性,准确定位下切缘,降低 taTME 并发症发生率。另外,机器人手术系统对血管神经的保护更加有利,可更好地维持肛门功能、保护排尿功能和性功能,在保证患者生活质量方面有一定意义。其在提高低位直肠癌保肛率的同时,肿瘤根治性更好,患者生存率更高,可得到更好的临床应用效果。

笔者所在团队使用达芬奇机器人手术系统于 2019 年 12 月开始在江苏省中医院(南京中医药大学附属医院)进行低位直肠癌手术,取得了很好的临床效果。配合经肛手术的设备和手术技巧,我们对一些极低位直肠癌患者实现了成功保肛,在完成肿瘤根治的同时,保证了患者的生活质量。

在一些低位直肠癌患者中,由于肿瘤与肛缘距离(距离肛缘 3～6 cm)尚未达到必须行经括约肌间隙切除术(ISR)的标准,骨盆狭窄等,无法在切割闭合器下进行肿瘤下切缘切除,我们开始尝试机器人直视下腹腔内切除下切缘的术式。该术式同 TME,只是肿瘤下切缘在腹腔内机器人直视下切除。本节主要讲述机器人直视下腹腔内切除下切缘的操作,以及相应的经肛行消化道吻合重建的技术,从而完成低位直肠癌根治保肛术。

一、手术适应证和禁忌证

同第九章第二节机器人直肠癌全直肠系膜切除术。

二、机器人手术器械的选择

同第九章第二节机器人直肠癌全直肠系膜切除术。

三、患者体位

同第九章第二节机器人直肠癌全直肠系膜切除术。

四、套管布局和机械臂布置

同第九章第二节机器人直肠癌全直肠系膜切除术。

五、手术切除清扫范围

同第九章第二节机器人直肠癌全直肠系膜切除术。

六、手术步骤

同第九章第二节机器人直肠癌全直肠系膜切除术。

机器人直视下腹腔内切除下切缘的手术步骤如图 9-3-1 所示。

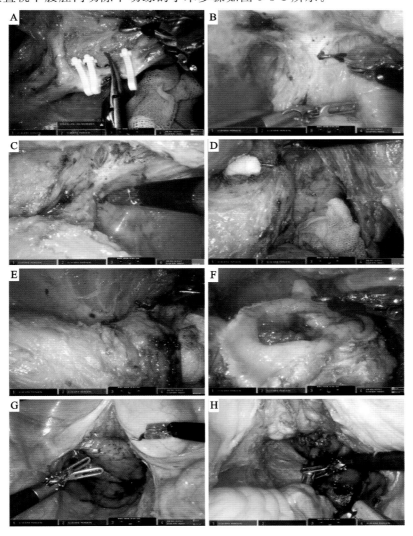

图 9-3-1　机器人术中操作过程

A. 保留左结肠动脉及第 253 组淋巴结的清扫；B. 前列腺水平切开邓氏筋膜；C. 切除全部直肠
系膜直至盆底肛提肌裂孔水平，必要时分离括约肌间隙；D. 在距肿瘤下缘足够安全的部位切开，
通常从肿瘤肠壁对侧缘开始切开直视下观察；E. 继续腹腔内直视下环形切开下切缘；F. 直视下
肿瘤及切缘展示；G. 标本袋保护下经肛拖出标本；H. 机器人辅助下用管型吻合器吻合

　　笔者所在单位(江苏省中医院)利用机器人经腹直视下切除肿瘤下切缘,成功完成机器人低位直肠癌根治保肛术,手术过程简便顺利,术中及术后效果满意。本节讲述的机器人直视下腹腔内切除下切缘的低位直肠癌根治保肛术,充分发挥了机器人手术系统在狭小空间灵活、精细操作的优势。机器人操作极大地弥补了传统腹腔镜的不足,机器人手术系统利用其机械臂的精密灵活性,完成了术者手臂及常规腹腔镜器械难以实现的操作。在盆腔低位狭小的空间内,机器人手术系统仍可继续经腹途径在直视下充分暴露并切除肿瘤下切缘,避免转行经肛途径体外直视下切除,简化了手术,缩短了手术时间,同时避免了进行 Welch 术还需要承担肿瘤外翻过程中受到挤压导致肿瘤细胞种植转移的风险。本节报道的术式类似于 taTME,有着精确定义肿瘤下切缘的优势,利用该术式可简便、可靠地完成保肛手术。

　　我们认为对于距肛缘 5 cm 以内的低位直肠癌,采用双吻合器法用切割闭合器经腹切除肿瘤下切缘较困难。而机器人经腹直视下判断低位直肠癌肿瘤下切缘,并使用机器人器械完成直肠横断,是便捷且安全、有效的手术方式。该术式可以保证肿瘤的根治和后续保肛术的顺利完成,是机器人手术系统在低位直肠癌保肛术中的一种有益尝试,值得进一步研究探索。

第四节　机器人直肠癌经肛直肠外翻出切除术(Welch 术)

一、手术适应证和禁忌证

　　同第九章第二节机器人直肠癌全直肠系膜切除术。

　　因直肠需从肛门向外翻出,肛门需有一定的扩张度;对直肠太粗外翻困难者,及肿瘤挤压严重者,不建议行此手术。

二、机器人手术器械的选择

　　同第九章第二节机器人直肠癌全直肠系膜切除术。

三、患者体位

　　同第九章第二节机器人直肠癌全直肠系膜切除术。

四、套管布局和机械臂布置

　　同第九章第二节机器人直肠癌全直肠系膜切除术。

五、手术切除清扫范围

　　同第九章第二节机器人直肠癌全直肠系膜切除术。

六、手术步骤

　　同第九章第二节机器人直肠癌全直肠系膜切除术。

　　直肠癌经肛直肠外翻出切除术(Welch 术)步骤如图 9-4-1 所示。

　　Welch 术适合于肿瘤不太大,距肛缘 3 cm 以上的情况。因肿瘤要拖出肛门,故括约肌

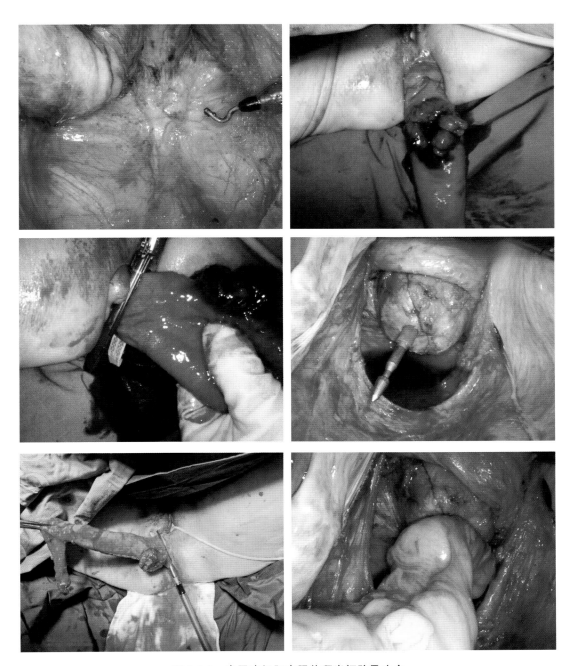

图 9-4-1 直肠癌经肛直肠外翻出切除及吻合

要保持松弛,肛门不能过小。腹腔分离时必须分离到肿瘤以下,并超过反折到肛缘的距离。该术式类似体外双吻合器法消化道重建,下切缘定义清晰,整体操作不复杂,利于术者学习和实施。

Welch 术需在肿瘤近端切断肠管,经肛门将远端直肠肿瘤及其系膜一并外翻拖出,在体外直视下切除,但肿瘤在拖出时易受挤压导致肿瘤细胞种植转移,故该术式一直未能得到推广。国内许平平等将机器人手术系统联合腹腔镜应用于 Welch 术,在短期临床结局方面取得了满意的效果,但长期效果尚未得到证实,其手术时间、术中出血量及并发症发生率等与传统手术相比无显著优势。该术式是定义下切缘的有效手段,但也存在术中肿瘤挤压,以及肠系膜终点裸化欠清晰等不利影响,机器人手术系统的应用亦未能解决该术式本身的不足。

第五节　机器人低位直肠癌经括约肌间隙切除术

既往临床上针对低位直肠癌(距肛缘 5 cm 及以下)的根治手术,通常是经腹会阴联合切除术,通过牺牲肛门保证直肠癌的根治,却因此降低了患者术后的生活质量,使患者身心都受到困扰。近年来,经括约肌间隙切除术(ISR)使得低位直肠癌患者能够实现极限保肛。通过该术式,患者可以多保留 1～2 cm 远切缘以及 2～5 mm 环周切缘(CRM),从而达到极限保肛的目的,但该术式的难度较大,对操作者的技术要求高。近年来,随着机器人手术治疗直肠癌的报道逐渐增多,机器人 ISR 再次引起关注。ISR 不仅包括低位直肠癌的根治性切除,还要在狭窄的盆腔中行复杂的解剖分离,而机器人以其机械臂的稳定性、灵活性,以及能够较为容易地实现完全腹腔路径,不仅可以保证预后,还能较好地保留肛门功能,而且机器人手术十分有利于筋膜层面解剖、盆底神经的保护以及括约肌间隙分离,非常适合用于 ISR。

本节在机器人直肠癌 TME 基础上,介绍机器人低位直肠癌 ISR。

一、手术适应证和禁忌证

1. 适应证

(1)术前经临床及 MRI 精确评估,肿瘤距肛缘 5 cm 以内。

(2)T3 期以内,CRM 阴性。

(3)肿瘤未累及肛提肌及肛门外括约肌。

(4)肿瘤分化相对较好,恶性程度低;必要时行术前放化疗后手术保肛。

2. 禁忌证

(1)术前肛门功能评估结果较差。

(2)肿瘤侵犯肛提肌或者肛门括约肌。

(3)肿瘤侵犯直肠系膜外,CRM 阳性。

(4)有严重心、肺、肝、肾疾病,不能耐受手术或麻醉。

(5)严重凝血功能障碍或妊娠。

二、机器人手术器械的选择

同第九章第二节机器人直肠癌全直肠系膜切除术。

三、患者体位

同第九章第二节机器人直肠癌全直肠系膜切除术。

四、套管布局和机械臂布置

同第九章第二节机器人直肠癌全直肠系膜切除术。

五、手术切除清扫范围

同第九章第二节机器人直肠癌全直肠系膜切除术。

六、手术步骤

同第九章第二节机器人直肠癌全直肠系膜切除术。

机器人低位直肠癌 ISR 步骤如下。

使用机器人电钩向下进入骶前间隙,锐性分离骶前间隙直至直肠肛提肌平面,完全切除直肠系膜。继续向下进入肛提肌裂孔,在括约肌间隙分离,按照侧方、后方,最后到直肠前方的顺序依次分离,充分发挥机器人电钩灵敏性高的特点,在括约肌间隙精准分离。当分离到达齿状线水平时,疏松括约肌间隙消失,直肠前方可见团簇状静脉丛,继续联合经肛路径,用电刀或超声刀经肛行括约肌间隙分离,在充分游离的基础上,经肛在齿状线处切断即可与腹腔分离缘汇合(图 9-5-1)。

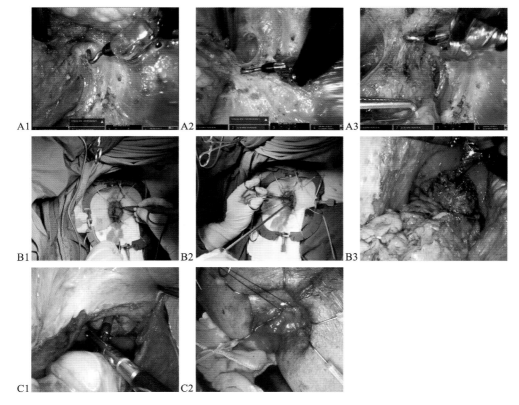

图 9-5-1 机器人 ISR 盆底最低位分离及经肛手术配合

A1. 直肠肛提肌平面,完全切除直肠系膜,进入肛提肌裂孔进行分离;A2. 后方 Hiatal 韧带离断;A3. 在直肠前方分离,可见团簇状静脉丛;B1、B2. 继续联合经肛路径,用电刀或超声刀经肛以齿状线处为下切缘,向上行括约肌间隙分离;B3. 在充分游离的基础上,经肛在齿状线处切断即可与腹腔分离缘汇合;C1. 机器人辅助下用管型吻合器吻合;C2. 用 Lonestar 肛门拉钩加强缝合

七、消化道重建

于右下腹辅助孔处切直径 3 cm 左右的圆形切口,用电刀依次分离皮下脂肪、腹外斜肌腱膜、腹内斜肌腱膜,逐层进腹,将直肠标本拖出。再将闭合的近端乙状结肠残端拖出体外,用荷包钳缝荷包,打开结肠残端,放置吻合器抵钉座后放入腹腔。用自制防漏气装置封堵辅助孔,重新建立气腹。自肛门插入 25 mm 管型吻合器,镜下引导行肛管乙状结肠吻合。用 Lonestar 拉钩牵拉肛门,用 3-0 薇乔线全层加强缝合肛门吻合口。在距回盲部 20 cm 左右处提起回肠,经辅助孔行末端回肠预造口术。

ISR 消化道重建后,通常需经肛加强缝合低位吻合口。手术技巧介绍如图 9-5-2 所示。

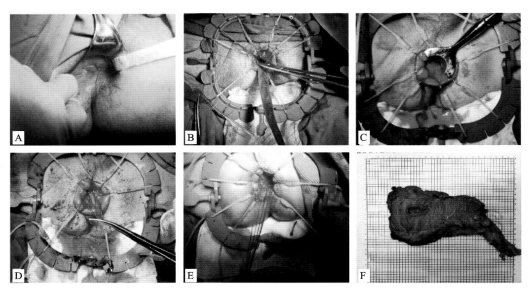

图 9-5-2　消化道重建经肛吻合及加强缝合

A. 在直肠吻合重建方面,一般需采用双吻合技术,其产生的"狗耳朵"(dog ear)现象会提高吻合口瘘的发生率,并且这种低位吻合口很难在腹腔镜下加强缝合。另外,双吻合器法闭合远端肠管可能使用多个腔镜下闭合器,存在吻合后残余两个角,甚至在不同平面残余多个角的问题,这进一步提高了吻合口瘘的发生率。而这残余的"狗耳朵"或多个角,从肛门侧可以很容易通过加强缝合关闭,理论上可降低吻合口瘘的发生率;肛门牵开缝合时,通常在腹腔镜气腹压力作用下,如吻合口吻合欠佳,可发现潜在的漏气表现,可以指示肛门部的加强缝合位点及检验吻合质量。B. 常规腹腔镜 TME 用双吻合器法吻合后,使用 Lonestar 拉钩暴露肛门,通常可很容易完成经肛加强缝合。在括约肌较厚、吻合口稍深、Lonestar 拉钩暴露肛门稍困难时,可配合 Ferguson 拉钩或指尖拉钩进一步暴露,进行经肛门深部吻合口加强缝合。C. 采用 Ferguson 拉钩暴露肠壁半边的方法,使得经肛操作可在直视下进行,操作变得轻松可靠。D、E. 吻合器联合经肛加强缝合。F. 术后标本展示

第六节　机器人经腹会阴联合直肠癌根治术

一、手术适应证和禁忌证

同第九章第五节机器人低位直肠癌经括约肌间隙切除术。

二、机器人手术器械的选择

同第九章第二节机器人直肠癌全直肠系膜切除术。

三、患者体位

同第九章第二节机器人直肠癌全直肠系膜切除术。

四、套管布局和机械臂布置

同第九章第二节机器人直肠癌全直肠系膜切除术。

五、手术切除清扫范围

同第九章第二节机器人直肠癌全直肠系膜切除术。

六、手术步骤

同第九章第二节机器人直肠癌全直肠系膜切除术。行经腹会阴联合直肠癌根治术时，将直肠游离至肛提肌水平后，医生手工进行会阴部手术，手术方法与传统开腹手术相同。将肿瘤标本从会阴部取出，同时撤离机械臂，移开机械臂系统，医生手工行肠造口术。会阴部手术和肠造口术操作完毕，关闭会阴部切口。必要时可在机器人直视下关闭盆底腹膜（图9-6-1）。

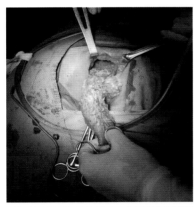
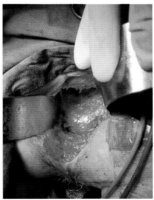
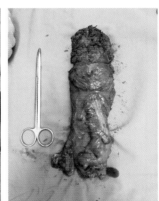
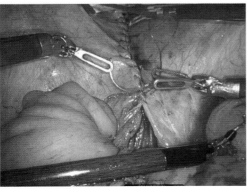
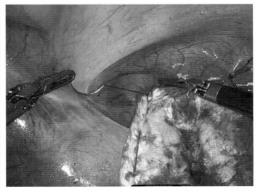

图 9-6-1　机器人经腹会阴联合直肠切除及盆底重建

参 考 文 献

[1] HEALD R J, HUSBAND E M, RYALL R D. The mesorectum in rectal cancer surgery—the clue to pelvic recurrence? [J]. Br J Surg,1982,69(10):613-616.

[2] 杜晓辉. 腹腔镜和达芬奇机器人系统在胃肠外科中的应用[J]. 上海医药,2014,35(23):4-7,16.

[3] 石文华. 用腹腔镜结直肠癌根治术对老年结直肠癌患者进行治疗的效果分析[J]. 当代医药论丛,2017,15(5):27-28.

[4] 熊懿. 腹腔镜直肠全系膜切除术治疗中、低位直肠癌的临床疗效分析[J]. 中国普通外科杂志,2015,24(4):616-618.

[5] 刘洪昌,李川,张帆,等. 达芬奇机器人低位直肠癌经括约肌间切除术临床疗效分析[J]. 中华胃肠外科杂志,2019,22(12):1137-1143.

[6] BALLANTYNE G H. Telerobotic gastrointestinal surgery:phase 2—safety and efficacy[J]. Surg Endosc,2007,21(7):1054-1062.

[7] 池畔,陈致奋. 机器人与腹腔镜全直肠系膜切除术的比较[J]. 中华胃肠外科杂志,2017,20(6):610-613.

[8] KWAK J M,KIM S H. Robotic surgery for rectal cancer:an update in 2015[J]. Cancer Res Treat,2016,48(2):427-435.

[9] WEAVER K L,GRIMM L M,FLESHMAN J W. Changing the way we manage rectal cancer-standardizing TME from open to robotic(including laparoscopic)[J]. Clin Colon Rectal Surg,2015,28(1):28-37.

[10] SIVATHONDAN P C,JAYNE D G. The role of robotics in colorectal surgery[J]. Ann R Coll Surg Engl,2018,100(Suppl 7):42-53.

[11] 康亮. 如何规范开展经肛全直肠系膜切除术[J]. 中华胃肠外科杂志,2017,20(8):862-864.

[12] 林国乐. 中低位直肠癌常规开展经肛全直肠系膜切除术并无必要[J]. 中华胃肠外科杂志,2017,20(7):771-772.

[13] PARK E J,BAIK S H. Robotic surgery for colon and rectal cancer[J]. Curr Oncol Rep,2016,18(1):5.

[14] LI X F,WANG T,YAO L,et al. The safety and effectiveness of robot-assisted versus laparoscopic TME in patients with rectal cancer:a meta-analysis and systematic review[J]. Medicine(Baltimore),2017,96(29):e7585.

[15] COLOMBO P E,BERTRAND M M,ALLINE M,et al. Robotic versus laparoscopic total mesorectal excision(TME)for sphincter-saving surgery:is there any difference in the transanal TME rectal approach?:A single-center series of 120 consecutive patients[J]. Ann Surg Oncol,2016,23(5):1594-1600.

[16] 许剑民,许平平,冯青阳. 机器人在直肠癌治疗中的应用[J]. 腹部外科,2020,33(2):153-155.

[17] 王序杰,周岩冰. 机器人直肠癌手术现状[J]. 临床外科杂志,2020,28(5):489-492.

[18] 卓凡. 达芬奇机器人与腹腔镜直肠癌前切除术的回顾性分析[D]. 南昌:南昌大

学,2019.

[19]　SPEICHER P J,ENGLUM B R,GANAPATHI A M,et al. Robotic low anterior resection for rectal cancer:a national perspective on short-term oncologic outcomes [J]. Ann Surg,2015,262(6):1040-1045.

[20]　BAEK J H,MCKENZIE S,GARCIA-AGUILAR J,et al. Oncologic outcomes of robotic-assisted total mesorectal excision for the treatment of rectal cancer[J]. Ann Surg,2010,251(5):882-886.

[21]　LIU X X,JIANG Z W,CHEN P,et al. Full robot-assisted gastrectomy with intracorporeal robot-sewn anastomosis produces satisfying outcomes[J]. World J Gastroenterol,2013,19(38):6427-6437.

[22]　LIU X X,PAN H F,JIANG Z W,et al. "Fast-track" and "minimally invasive" surgery for gastric cancer[J]. Chin Med J(Engl),2016,129(19):2294-2300.

[23]　柳欣欣,刘江,江志伟,等.微创及加速康复外科在结直肠手术中的应用[J].机器人外科学杂志(中英文),2020,1(1):18-25,101.

[24]　KEHLET H,SLIM K. The future of fast-track surgery[J]. Br J Surg,2012,99(8):1025-1026.

[25]　中华人民共和国卫生和计划生育委员会医政医管局,中华医学会肿瘤学分会.中国结直肠癌诊疗规范(2017年版)[J].中华外科杂志,2018,56(4):241-258.

[26]　ENGSTROM P F,ARNOLETTI J P,BENSON A B,et al. NCCN clinical practice guidelines in oncology:rectal cancer[J]. J Natl Compr Canc Netw,2009,7(8):838-881.

[27]　郁宝铭.对直肠癌划分高位、中位、低位和超低位临床意义的再认识[J].中华胃肠外科杂志,2011,14(10):821-822.

[28]　FUKUNAGA M,KIDOKORO A,IBA T,et al. Laparoscopy-assisted low anterior resection with a prolapsing technique for low rectal cancer[J]. Surg Today,2005,35(7):598-602.

[29]　WEXNER S D. Restorative proctectomy with colon pouch-anal anastomosis by laparoscopic transanal pull-through:an available option for low rectal cancer? [J]. Surg Endosc,2007,21(9):1679.

[30]　COLLARD M,LEFEVRE J H. Ultimate functional preservation with intersphincteric resection for rectal cancer[J]. Front Oncol,2020,10:297.

[31]　王立文,柳欣欣,刘江,等.机器人全腹腔内低位直肠癌APR联合胃间质瘤切除术一例报道[J].腹部外科,2022,35(6):462-464.

[32]　YANG L H,CHEN J,LU H Y,et al. *Pueraria lobata* for diabetes mellitus:past, present and future[J]. Am J Chin Med,2019,47(7):1419-1444.

[33]　张宏,陈春生,丛进春,等.括约肌间切除术在超低位直肠癌保肛手术中的应用[J].中国普通外科杂志,2007,16(9):835-838.

[34]　LEE S H,KIM D H,LIM S W. Robotic versus laparoscopic intersphincteric resection for low rectal cancer:a systematic review and meta-analysis[J]. Int J Colorectal Dis,2018,33(12):1741-1753.

［35］ 许平平,许剑民.机器人手术系统在低位直肠癌保肛手术中的应用［J］.中华胃肠外科杂志,2017,20(6):606-609.

［36］ 唐波,曾冬竹,张超,等.达芬奇机器人手术系统辅助直肠癌根治术456例报道［J］.中国普外基础与临床杂志,2016,23(12):1419-1423.

［37］ 柳欣欣,阚明韵,江志伟,等.机器人直视下切除低位直肠癌下切缘行保肛手术［J］.中华腔镜外科杂志(电子版),2021,14(1):44-48.

［38］ 邵丽华,陈刚.极限保肛之低位直肠癌经括约肌间切除术(ISR)［J］.中国肿瘤外科杂志,2021,13(2):105-108.

［39］ 朱小龙,闫沛静,姚亮,等.机器人与腹腔镜在低位直肠癌经括约肌间切除术的近期疗效对比［J］.中华结直肠疾病电子杂志,2019,8(5):480-485.

［40］ KIM J C,LEE J L,BONG J W,et al. Oncological and anorectal functional outcomes of robot-assisted intersphincteric resection in lower rectal cancer,particularly the extent of sphincter resection and sphincter saving［J］.Surg Endosc,2020,34(5):2082-2094.

［41］ 刘洪昌,李川,张帆,等.达芬奇机器人低位直肠癌经括约肌间切除术临床疗效分析［J］.中华胃肠外科杂志,2019,22(12):1137-1143.

（柳欣欣　刘　江）